オランザピン急性期の報告

——ひとりひとりの治療ゴールへ——

編 集

上 島 国 利

昭和大学医学部精神医学教室　教授

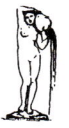

星 和 書 店

Seiwa Shoten Publishers

2-5 Kamitakaido 1-Chome
Suginamiku Tokyo 168-0074, Japan

オランザピン急性期の報告──ひとりひとりの治療ゴールへ

はじめに

　オランザピンが，わが国の臨床に導入され3年近くが経過し，その評価が次第に固まりつつある．陽性症状，陰性症状には従来の定型薬を凌駕する効果がみられ，認知機能の改善を示唆する結果も得られている．錐体外路症状をほとんど惹起せず，高プロラクチン血症や無顆粒球症もきたさない．その反面，体重増加や耐糖能異常への留意は怠ることができない．

　昨年，この薬物のもつさまざまな側面が認知され，理解を得て適正使用されることを願って，『オランザピン100の報告』を刊行した．オランザピンの薬理学的特徴から，臨床効果，副作用，患者および家族への説明のしかたなどが，41のQ&Aと106の症例報告に結実した．幸い，些かの評価をいただき，臨床に役立っているとの評判を耳にしている．

　本書はその続編として，急性期に関するQ&A 5編と急性期23症例を収載した．第一線でご活躍中の臨床医の報告を通読すると，どの精神科医もまずオランザピンで急性期治療を試み，不十分な点はベンゾジアゼピン系の抗不安薬や気分安定薬で補うといった臨床姿勢が垣間見られる．従来の定型抗精神病薬の，しかも多剤併用が多くの副作用のため患者を苦しめQOLを低下させることを知り抜いた経験豊かな医師たちの質の高い臨床実践の証左であろうか．さらに急性期初期にやむを得ず併用した薬剤も極力早期に減量から中止へと移行を行い成功している．また薬剤の選択も，急性期のみならず安定期さらに維持期まで視野に入れた治療方策が考慮されている．

　これら23症例は，オランザピンは鎮静が弱いので急性期の陽性症状や行動障害には治療効果が期待できない，という臨床医の思い込みや風評を払拭させるもので，適切な工夫で急性期にも十分対応できることを示している．

　前書に引き続き，オランザピンの適切かつ合理的な使用法を示すガイドラインとして，お役に立つことを祈念している．

2004年5月

上島　国利

オランザピン急性期の報告――ひとりひとりの治療ゴールへ

目　次

はじめに………………………………………………………………………………上島国利……ⅲ
執筆者一覧……………………………………………………………………………………………ⅶ

第1部　OLANZAPINE　Q & A

1. オランザピンは，急性期のどのような患者さんに投与すべきですか？……………岡田　俊…… 3
2. 急性期陽性症状に対して，オランザピンにはどのような効果がありますか？…………武田俊彦…… 6
3. 急性期に注意すべき副作用にはどのようなものがありますか。
　　特にEPSについて知りたいのですが？……………………………………………橋本喜次郎……10
4. オランザピンを投与する際，糖尿病／高血糖について，
　　どのような点に注意したらよいですか？…………………………………………岡田　俊……12
5. 急性期治療における併用療法，特にベンゾジアゼピン系薬物，バルプロ酸ナトリウム，
　　カルバマゼピンなどの使い方について知りたいのですが？…………………………宮本聖也……16

第2部　OLANZAPINE　CASE　REPORT

1. 急性期統合失調症におけるオランザピン単剤使用の効果………………………………並河東明……23
2. 初発統合失調症の急性期症状にオランザピンが有効であった1症例…………………倉田健一……25
3. 自傷行為を伴う急性期症状にオランザピン単剤が奏効した1例………………………三浦隆男……28
4. 陽性症状の改善およびデイケアの導入にオランザピンが有効だった統合失調症の1例
　　　　　　　　　　伊藤光宏，星野研洋，小野正美，中西弘則，青野哲彦，寺山賢次……32
5. 統合失調症再燃の急性期症状にオランザピンが有効であった1症例…………………伊藤靖子……34
6. 初発未治療で拒絶の強い症例に対する使用経験……………………………………藤代　潤……37
7. オランザピンにより急速に症状が改善し病識の出現した1例…………………………細川大雅……40
8. 躁状態を呈した難治性統合失調症の1例…………………………………………………吉岡正哉……43
9. 他害行動を伴う幻覚妄想状態が早期に改善した1例
　　－オランザピン高用量を用いた治療導入－………………………………………藤田和幸……45
10. オランザピンが奏効した急性期統合失調症の1症例……………………………………堤　祐一郎……48
11. 統合失調症急性期におけるオランザピンの効果…………………………………………小泉　潤……51
12. 麻痺性イレウスをきっかけにオランザピンへのスイッチングを行った1例…………大賀　肇……55
13. リスペリドンからオランザピンに切り替えて退院就労できた1例……………………井上慶郎……58
14. 急性期治療における看護とオランザピンとの共振……………………………………杉山克樹……61

15. オランザピン投与により速やかに隔離解除が可能となった
　　妊娠中発症の統合失調症の1例 …………………………小鳥居　望，柴田 亜矢子，恵 紙 英 昭……64
16. 中年発症の妄想型統合失調症の初回治療にオランザピン単剤で有効だった1例 ………水 谷 雅 信……67
17. 薬物療法導入が困難であった統合失調症の初発症例に対して
　　オランザピンの使用が有効であった1例 ……………洪　　基朝，姜　　昌勳，岸 本 年 史……70
18. 激しい精神運動興奮を伴う統合失調症に対しオランザピンが著効した1例 …………堀　　貴 晴……73
19. オランザピンの有効性と精神科領域でのコンプライアンス確保の
　　重要性を示す統合失調症例 ……………………………………………………………田 中 勝 也……77
20. オランザピンへの変更後，病前同様の生活を送っている1例 …………………………原　　淳 夫……80
21. 強い混乱状態をきたした統合失調症患者にオランザピンが著効した1例 ……………竹 内 文 一……84
22. オランザピン単剤への切り替えにより認知機能の改善とともに
　　社会復帰が可能となった1例 ……………………………………………………………岡　　　敬……87
23. 統合失調症の急性増悪にオランザピンが有効であった1例 ……………………………宮 内 利 郎……92

オランザピン急性期の報告——ひとりひとりの治療ゴールへ

執筆者一覧　五十音順

編　集
上島　国利（昭和大学医学部精神医学教室）

第1部　OLANZAPINE Q&A

岡田　俊（京都大学医学部精神医学教室）
武田　俊彦（慈圭病院）
橋本喜次郎（肥前精神医療センター）
宮本　聖也（聖マリアンナ医科大学神経精神科学教室）

第2部　OLANZAPINE CASE REPORT

青野　哲彦（医療法人　一陽会病院）
伊藤　光宏（医療法人　一陽会病院）
伊藤　靖子（函館渡辺病院精神科）
井上　慶郎（林道倫精神科神経科病院）
恵紙　英昭（久留米大学医学部精神神経科）
大賀　肇（医療法人仁精会　三河病院）
岡　敬（城東やすらぎセンター　医療法人十全会　十全病院）
小野　正美（医療法人　一陽会病院）
岸本　年史（奈良県立医科大学精神医学教室）
姜　昌勳（奈良県立医科大学精神医学教室）
倉田　健一（医療法人せのがわ　瀬野川病院）
小泉　潤（宮城県立精神医療センター。現小泉クリニック）
洪　基朝（奈良県立医科大学精神医学教室）
小鳥居　望（久留米大学医学部精神神経科）
柴田　亜矢子（久留米大学医学部精神神経科）

杉山　克樹（医療法人光の会　重本病院）
竹内　文一（村井病院）
田中　勝也（豊和麗病院）
堤　祐一郎（永寿会　恩方病院）
寺山　賢次（医療法人　一陽会病院）
中西　弘則（医療法人　一陽会病院）
並河　東明（三幸会　第二北山病院）
原　淳夫（至誠堂　冨田病院）
藤代　潤（医療法人弘徳会　愛光病院精神科）
藤田　和幸（好生館病院）
星野　研洋（医療法人　一陽会病院）
細川　大雅（初石病院）
堀　貴晴（大阪医科大学神経精神医学教室）
三浦　隆男（芙蓉会病院）
水谷　雅信（関西青少年サナトリューム）
宮内　利郎（静岡県立こころの医療センター）
吉岡　正哉（相模台病院精神神経科）

第1部　OLANZAPINE Q＆A

OLANZAPINE Q&A

Q1 オランザピンは,急性期のどのような患者さんに投与すべきですか?

答える人　岡田　俊

(京都大学医学部精神医学教室)

A 急性期とは,幻覚妄想状態を中心とする陽性症状のために,日常生活に支障をきたしている状態です。ですから,治療上の目標は,できるだけ速やかに,かつ副作用を伴うことなく,急性期の陽性症状を取り去り,適切な心理教育を行い,退院後の通院と服薬につなげていくことにあります。一言で言えば,陽性症状のために損なわれていた生活の自律性を回復させるということになります。

こういった急性期治療の目標からみれば,どのような治療が最適といえるでしょうか。精神科の臨床では,急性期症状の鎮静という言葉がしばしば用いられています。鎮静というのは,元来,精神症状で混乱した心を鎮め,本来の精神活動性を回復させることにあります。ところが,わが国で行われてきた抗精神病薬の筋注や静注をみると,精神運動性興奮を治めるために,本来の精神活動性までも低下させていることが少なくありません。高力価の定型抗精神病薬は,幻覚妄想抑制作用が強い,低力価の定型抗精神病薬は,幻覚妄想抑制作用が弱いが,鎮静,催眠作用が強い[6]としばしば表現されるわけですが,ここに含まれる「鎮静」という言葉は,幻覚や妄想を取り去ることで混乱した心を鎮めるのではなく,精神活動性を低下させることで興奮を鎮めるという側面をもちあわせているのです。このような意味での「鎮静」は薬剤の作用ではなく副作用と考えるべきものです。患者さんも精神活動が押さえつけられるような服薬を好むわけもなく,退院後のコンプライアンスも悪くなってしまいます。

治療経過の中で,定型抗精神病薬から非定型抗精神病薬に切り替えるということも考えられますが,切り替えには時間がかかり,退院がそれだけ遅れてしまいます。また,切り替え時に再燃するリスクを伴い,有効な非定型抗精神病薬を選択する過程でより多くの時間を要することも考えられます。それならば,はじめから非定型抗精神病薬を用い,精神運動性興奮が著しく鎮静が必要な場合には,鎮静を目的としてベンゾジアゼピン系薬剤を併用するほうが,患者さんにも負担が少なく,退院後の服薬にもつながりやすいと思われます。

急性期治療の目標は,病棟内適応ではなく,患者さんが社会生活を自律的に送れるようになることにあるわけですから,目先の「鎮静」を主眼として抗精神病薬を大量投与するのではなく,入院時の時点から退院後の生活状況を予測し,その患者さんの服薬しやすい処方を見据えながら,急性期治療の薬剤を選択して処方を構成していく必要があるのです。錐体外路性,抗コリン性の副作用や鎮静の弱い抗精神病薬の場合は,退院後の社会生活の支障となりにくく,患者さんにも受け入れやすいと考えられます。1日の服薬回数が少なかったり,抗コリン薬を毎食後に服用する必要がなければ,患者さんの社会生活にもフィットしやすいでしょう。認知機能の低下をきたしにくい非定型抗精神病薬[2]の投与は,患者さんの社会参加を促進する可能性があります[3]。プロラクチンに対する影響が少ない薬剤[5]は,無月経,乳汁分泌,

勃起不全などの性機能障害を発現しにくく，過去にこれらの副作用に悩まされてきた患者さんにも服薬しやすいものです。

では，オランザピンは，急性期のどのような患者さんに使用できるでしょうか。オランザピンは，多様な受容体に対する結合特性をもっていますが，ドーパミン受容体に対する親和性は低く，錐体外路性副作用の発現頻度の低い薬剤です。また，血中プロラクチン値への影響がハロペリドールなどの定型抗精神病薬に比べて少ないことも報告されています。半減期が28.5時間と長く，1日1回投与が可能です。また，統合失調症の患者さんの陽性症状，陰性症状，認知機能障害，抑うつや不安に対する有効性や，治療抵抗性の統合失調症に対する効果も報告されています[4]。これらのプロフィールからみると，オランザピンは急性期の統合失調症のどの患者さんに対してもファーストラインとして選択しうる特性をもっています。1日1回服用ということで，患者さんの生活スタイルにもあわせやすく，高いコンプライアンスが期待できます。

現在のところ，オランザピンは錠剤と散剤しか上市されていません。激しい急性期症状のために直ちに経口内服に応じられそうにないこともあり，それだけの理由でオランザピンの投与を直ちにあきらめてしまうのはもったいないと思われます。とりあえず，ジアゼパムの静注などで落ち着かせてから，オランザピン投与により得られるメリットをきちんと伝えると，服薬に応じてもらえることも少なくありません。このときに，オランザピン投与によって生じうる副作用についてもあわせて情報を伝え，インフォームドコンセントを得ておく必要があります。

副作用の中で最も心配なのは，体重増加や糖尿病，高脂血症といった代謝系の副作用でしょう。2002年4月に緊急安全性情報が通達され，糖尿病の患者さんあるいは糖尿病の既往のある患者さんへの投与が禁忌となり，オランザピン投与中は，血糖値の測定などの観察を十分に行うことや，副作用について患者さんおよびその家族に対して十分に説明することが添付文書に記載されています。ですから，投与開始前に糖尿病の既往の有無を聴取する必要がありますし，患者さんやその家族から既往歴の聴取が困難な場合にはオランザピンの投与を見合わさざるを得ません。糖尿病の既往がなくても，投与開始前に採血や体重測定を行い，ベースラインのデータを確認しておくことが，フォローアップ時のデータと比較するためにも重要になります。

副作用の可能性と定期的なフォローアップの必要性を伝えてもオランザピンの投与に同意が得られない場合には，オランザピンの投与を行うことができません。本人の通院が不安定で家族のみが受診されることが多くなりがちな患者さんや，検査を嫌う患者さんには，よほどの理由がない限り投与を避けたほうがよいでしょう。また，家族が理解力や危機対応能力に乏しく，患者さんが糖尿病性ケトアシドーシスなどの重篤な状況になっても適切な対応がとれない場合にも，投与をためらわざるを得ません。また，糖尿病の家族歴や高血糖あるいは肥満などの糖尿病の危険因子をもつ患者さん，清涼飲料水の多飲があるペットボトル症候群の患者さんについても，オランザピンの投与に慎重になる必要があると思われます。

場合によっては，オランザピンと検査費用の経済的負担のために，オランザピンの投与を嫌がる患者さんもいるでしょう。そのような場合には，必要に応じてほかの薬剤を投与するか，通院医療公費負担制度を紹介するなどの適切な対応をとる必要があります。

◆文　　献
1) Crawford, A. M. K., Beasley, Jr., C. M. and Tollefson, G. D.：The acute and long-term effect of olanzapine compared with placebo and haloperidol on serum prolactin concentrations. Schizophr. Res., 26：41-54, 1997.
2) Harvey, P. D., Green, M.F., Keefe, R. S. et al.：Cognitive functioning in schizophrenia：a consensus statement on its role in the definition and evaluation of effective treatments for the illness. J. Clin. Psychiatry, 65：361-372, 2004.
3) 池淵恵美：社会的機能と認知機能との関連－非定型抗精神病薬に期待される役割．臨床精神薬理，5：1271-1278, 2002.

4) 村崎光邦：Olanzapine の基礎と臨床．臨床精神薬理, 4：957-996, 2001.
5) 太田共夫：新規抗精神病薬と高プロラクチン血症－性機能不全に関連して．臨床精神薬理, 5：1413-1420, 2002.
6) 田中千賀子, 加藤隆一：NEW 薬理学（改訂第2版）．南江堂, 東京, 1993.

OLANZAPINE Q&A

Q2 急性期陽性症状に対して，オランザピンにはどのような効果がありますか？

答える人　武田俊彦

（慈圭病院）

A 統合失調症の急性期薬物療法では，陽性症状の速やかな改善，特に危険を伴う暴力や攻撃行動を早急に軽減しつつ，陰性症状からの回復を促すことがまず目標となります。同時に，急性錐体外路症状（EPS）などの副作用の回避，症状の改善に伴って生じてくるめざめ現象や自殺衝動への対応，遅発性の副作用の予防もなされなければなりません。さらに，急性期の段階から，維持療法での薬物使用は念頭におかれるべきで，維持療法への円滑な移行を考慮した薬物使用が必要です。維持療法での良好なQOLとその結果としての服薬遵守の高さから，維持療法では第二世代抗精神病薬の使用が推奨されています[1]。したがって，急性期後に主剤を切り替えることに伴う危険性を回避する意味からも，急性期の段階から第二世代薬を使用することが望ましいと思われます。

1. オランザピンの急性期陽性症状に対する有用性

現在わが国では，オランザピン，リスペリドン，塩酸ペロスピロン，フマル酸クエチアピンが第二世代抗精神病薬として使用されています。これら4剤の中で，塩酸ペロスピロンを除く3剤に関しては海外の臨床研究データも多く，メタ解析が報告されています。臨床症状評価を用いて第一世代薬との有効性の違いを評価したDavisの報告[1]では，メタ解析の指標となるeffect sizeが，クロザピン* 0.49，アミスルピリド* 0.29，リスペリドン 0.25，オランザピン 0.21であり，0.2以上であったのはこの4剤のみでした。この場合effect sizeは，第二世代薬の改善量（評価値の変化量）から第一世代薬の改善量を引いた値をプールされた標準偏差で割った値であり，改善量の差が大きいほど，また標準偏差が小さい（サンプルのばらつきが小さい）ほど，effect sizeは大きくなります。クロザピン*は治療抵抗例での検討なので別格として，オランザピンの示した0.2台という値は，第二世代薬とプラセボとの臨床効果比較が0.53[2]，ハロペリドールとプラセボとの臨床効果比較が0.60[1]であることを考えると，比較的大きな値といえます。

しかし同じメタ解析でも，陽性症状を主体に評価した場合には結果はやや厳しくなります。陽性症状を主に反映するBPRSの変化を指標に，オランザピンの臨床効果を第一世代薬と比較したLeuchtの報告では，effect sizeは0.10と低値でした[5]。一方，同時に行われた有意差検定での危険率はp＜0.0001と，非常に信頼のおける値でした。つまり，オランザピンのBPRSでの改善は，第一世代薬と比較して有意な差があるものの，その差は臨床的に小さいという結果でした。このような結果はリスペリドンにおいても同様です[5]。この陽性症状での優位性の小ささは，Tissotらのメタ解析でも再現されました[7]。彼らの報告では，第一世代薬との比較で，陽性症状におけるeffect size（d）と危険率（p）は，オランザピンではd = 0.10，p = 0.008，リスペリドンではd = 0.10，p = 0.015でした。つまりオランザピンの陽性症

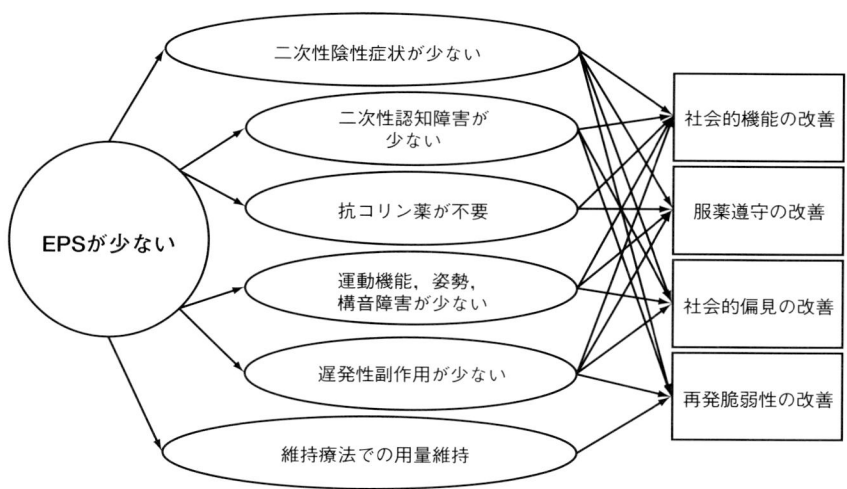

図1　急性錐体外路症状（EPS）が少ないことの意義

状改善効果はハロペリドールを代表とする第一世代薬と比較して，やや有効性が高いという評価に留まります。しかし翻って考えると，オランザピンは，現在でも急性期の薬物療法で高い信頼性を保っているハロペリドールと同様の陽性症状改善効果が十分にあることが証明されているともいえます[10]。

　オランザピンで10〜20mg/日の用量は，一般的に急性期の臨床上重要な用量域です。この用量域は，抗精神病薬等価換算でリスペリドン3〜6mg/日，フマル酸クエチアピン325〜600mg/日，ハロペリドール5〜11.5mg/日に相当します[3]。非常に治療反応性の良い患者群はこの用量域以下で治療可能となります。そのような低い用量で最良の治療効果が得られる場合には，用量が低いがゆえにEPSを含む副作用の発現も低く，それに伴う問題も少ないように思われます。これは，このような低用量であれば，どの第二世代薬にもいえることです。しかし，それ以上の用量，すなわちオランザピン10〜20mg/日の用量が必要な場合では，より厳密な薬剤の滴定が成されなければ最良の治療反応が得られない症例が多くなります。この用量域でのオランザピンは，効果の信頼性，低いEPS発現率，鎮静効果が適度という点で，とてもバランスがとれています。

　オランザピンで特筆すべき特徴は，その急性錐体外路症状（EPS）の発現率の低さです。この点はメタ解析でも支持されています（effect size 0.34〜0.36）[5,7]。そしてEPSが少ないことによって導き出される急性期治療でのメリットは図1のように多くあります。

　また，オランザピンは適度の鎮静作用を有するため精神運動興奮の強い症例には適しています。しかし，経口単剤で効果に限界がある場合には，ベンゾジアゼピンなど抗精神病薬以外の薬剤の付加投与，ごくまれには第一世代薬の付加投与が必要となります。さらに，第一世代薬，特に鎮静系の第一世代薬からの切り替え時のリスクは，オランザピンのような鎮静系の薬剤のほうが，リスペリドンや塩酸ペロスピロンのような非鎮静系薬剤よりも少ない印象があります。

　オランザピンは，感情調節作用，特に抗躁作用についても海外で臨床研究が行われ，良好な結果が報告されています[9]。特に，オランザピンでは炭酸リチウムやバルプロ酸ナトリウムのような感情安定薬の併用なしでの抗躁作用が示されています[8]。もともとオランザピンと化学構造式で類似性のあるクロザピン*やゾテピンに単独での感情調節作用があるので，オランザピンでも当然それが期待できると思われます。海外の感情障害での結果を，統合失調症での感情症状にそのまま適応することには注意を要しますが，確かに統合失調

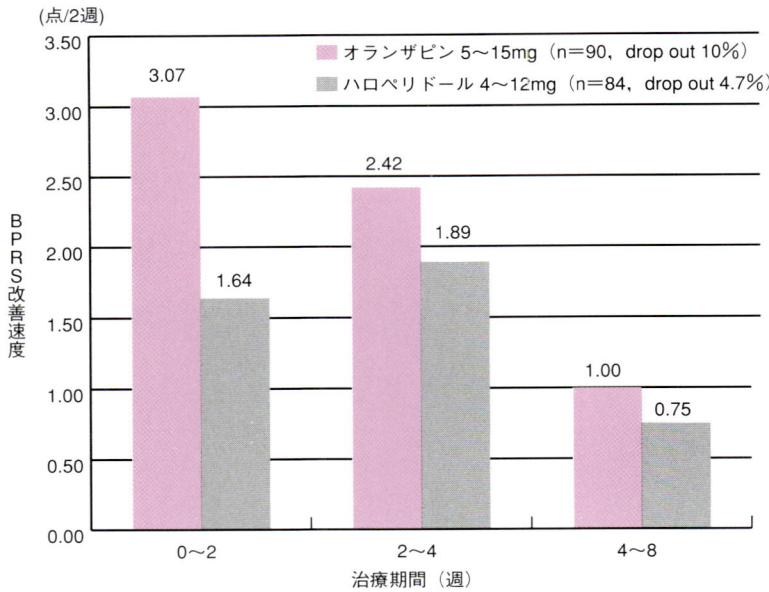

図2 オランザピンとハロペリドールのBPRS改善速度

症における躁状態や統合失調感情障害の躁状態，さらに双極性感情障害と病態の類似性がある緊張型の統合失調症には良い症例がみうけられることがあります。

2. いわゆる"切れ味"について

抗精神病薬の"切れ味"を大きく左右する要素は，一定期間内での症状改善の程度（症状改善速度）です。十分に速い症状改善速度を保ち，しかも過度の鎮静効果がなく，錐体外路症状も起こさない薬剤が切れ味の良い薬剤といえます。そこで，実際にわが国で行われた第三相比較試験（二重盲検比較試験）の結果から，オランザピンとハロペリドールの症状改善速度（2週あたりのBPRS改善率）を算出してみました。結果は図2に示したように，オランザピンの症状改善速度は0〜2週，2〜4週，4〜8週ともにハロペリドールのそれと同等またはそれ以上でした。海外では，ハロペリドールよりも速いオランザピンの効果発現が報告されています[4]。

そもそも，臨床現場で第一選択薬として使用される頻度の高い薬剤は切れ味がよいとの評価を受けやすいものです。なぜなら，そのような薬剤は治療反応性の良い患者群に使用される確率も高く，そのため低用量治療での理想的な臨床評価も受けやすくなるからです。第二選択薬は第一選択薬で反応が不十分な症例を対象とするため，切れ味に関する評価は第一選択薬よりも悪くなりがちです。しかし，第二選択薬として第一選択薬非反応群に対して比較的高率に有効であった場合，第一選択薬よりも治療スペクトルの広い薬剤との評価を受けやすいのです。わが国でのリスペリドンとオランザピン評価は，前者が第一選択薬，後者が第二選択薬としてこのような評価を受けているのではないでしょうか。だとすれば，切れ味についてはリスペリドンに，スペクトルに関してはオランザピンに有利に偏った評価なのかもしれません。

3. 急性期の用量に関して

現在，急性期での投与量に関しては，至適用量域（therapeutic window）の考え方が主流です。すなわち，統合失調症の大多数（majority）に対して有効な標準用量から始めるということです。アメリカの『エキスパートコンセンサスガイドライン』の2003年版では，オランザピンの急性期用量は初発例で10〜20mg/日，再発例で15〜25mg/日が推奨されています[3]。わが国では，急

性期は5〜10mgで開始し，速やかに必要十分量（上限として20mg/日）で増量するのが実用的でしょう。ただオランザピンは至適用量域の上限が定めにくい印象があります。かつて1990年代にハロペリドールとフルメジンで盛んに至適用量域に関する研究が行われました。結果，ハロペリドールでは上限を同定できた研究が多く，その値に大きな相違はなかったのですが，フルメジンでは多くの研究で上限を同定できませんでした[6]。つまりフルメジンでは高用量域で反応する患者群が少なからず存在したということです。このような差異が生じる理由については結論が出ていませんが，オランザピンにもフルメジン同様の至適用量域上限の曖昧さが感じられます。最近それを裏づけるような20mgを超える高用量域での良好な治療反応性に関する報告が海外でなされています[3,11]。

＊クロザピン，アミスルピリドは本邦未承認です。

文　献

1) Davis, J. M., Chen, N. and Glick, I. D.：A Meta-analysis of the efficacy of Second-Generation Antipsychotics. Arch. Gen. Psychiatry, 60：553-564, 2003.
2) Fleischhacker, W. W., Czobor, P. and Hummer, M.：Placebo or active control trials of antipsychotic drugs? Arch. Gen. Psychiatry, 60：458-464, 2003.
3) Kane, J. M., Leucht, S., Carpenter, D. et al.：The expert consensus guideline series optimizing pharmacologic treatment of psychotic disorders. J. Clin. Psychiatry, 64(suppl 12), 2003.
4) Kinon, B. J., Roychowdhury, S. M., Milton, D. R. et al.：Effective resolution with olanzapine of acute presentation of behavioral agitation and positive psychotic symptoms in schizophrenia. J. Clin. Psychiatry, 62(suppl 2)：17-21, 2001.
5) Leucht, S. and Pitschel-Walz, G.：Efficacy and extrapyramidal side-effects of the new antipsychotics olanzapine, quetiapine, risperidone, sertindole compared to conventional antipsychotics and placebo. A meta-analysis of randomized controlled trials. Schizophr. Res., 35：51-68, 1999.
6) 武田俊彦：抗精神病薬の服用形式と投与量．大月三郎編：抗精神病薬の使い方．pp.115-145, 日本アクセル・シュプリンガー，東京，1996.
7) Tissot, M. C. G. and Elkis, H.：The efficacy and tolerability of second generation antipsychotics in the treatment of schizophrenia：Meta-analysis. Schizophr. Res., 53：20, 2002.
8) Tohen, M., Jacobs, T. G., Grundy, S. L. et al.：Efficacy of olanzapine in acute bipolar mania. Arch. Gen. Psychiatry, 57：841-849, 2000.
9) Tohen, M., Chengappa, K. N. R., Suppes, T. et al.：Efficacy of olanzapine in the combination with valproic or lithium in the treatment of mania in patients partially nonresponsive to valproic or lithium monotherapy. Arch. Gen. Psychiatry, 59：62-69, 2002.
10) Tollefson, G. D., Beasley, C. M. Jr., Tran, P. V. et at.：Olanzapine versus haloperidol in the treatment of schizophrenia and schizoaffective and schizophreniform disorders：results of an international collaborative trail. Am. J. Psychiatry, 154：457-465, 1997.
11) Volavka, J., Czobor, P., Sheitman, B. et al.：Clozapine, olanzapine, risperidone, and haloperidol in the treatment of patients with chronic schizophrenia and schizoaffective disorder. Am. J. Psychiatry, 159：255-262, 2002.

OLANZAPINE Q&A

Q3 急性期に注意すべき副作用にはどのようなものがありますか。特にEPSについて知りたいのですが？

答える人　橋本　喜次郎

（肥前精神医療センター）

A 抗精神病薬による錐体外路症状は，患者さんに苦痛を招くだけでなく，治療の阻害因子であり，ひいては生活障害と社会的偏見の原因にもなりかねません。しかしながら，統合失調症の急性期治療における患者さんには，錐体外路症状の発現が一部不可避な側面[1]もあります。したがって，錐体外路症状は，急性期治療における最も重要な副作用として念頭に置いてまず注意を払うべきでしょう。

1. 急性錐体外路症状

急性の錐体外路症状としては，パーキンソニズム，ジストニア，アカシジアなどが見られます。

急性ジストニア（眼球上転発作，舌突出，痙性斜頸など）は，初発未治療の若い患者さん，特に男性に高力価の定型抗精神病薬を投与した場合に起こりやすいと言われており，ほとんどの場合は投与開始から数日以内に見られます[2]。眼球上転発作は，間欠的に生じる副作用で，肉体的あるいは精神的な疲労時に起こりやすいとも言われます[1]。急性ジストニアは非常に不快な副作用なので，初診の患者さんの場合には，初回投与量をできるだけ抑えることが大切でしょう。一般に急性ジストニアの治療には，抗コリン剤の注射がよく用いられます。

パーキンソニズムは，急性ジストニアにやや遅れて出現し，無動（寡動），筋固縮，振戦などが現れます。初めに無動（寡動）が出現しやすいので，この時点でパーキンソニズムを疑うことが重要です。また，寡動と仮面様顔貌の存在は，陰性症状との相関性，そして治療経過中に生じる抑うつ症状もパーキンソニズムと相関するとの報告もあるので，陰性症状や抑うつ症状を評価する際には，背景にパーキンソニズムの存在も念頭に置く必要があるでしょう。パーキンソニズムが生じた場合には，抗精神病薬の減量，非定型抗精神病薬あるいは低力価抗精神病薬への切り替え，あるいは抗コリン薬の使用が考えられます[1]。

急性アカシジアは，投与開始時または増量時から6週間以内に起こりやすいとされます。一時もじっとしていられないという不快，苦痛感，そして運動症状からなり，時に衝動行動や自殺企図にまで及んでしまうことがあります。また，服薬中断に直接つながりやすい副作用です。急性アカシジアが生じた場合には，抗コリン薬，ベンゾジアゼピン系薬剤，β遮断薬，抗ヒスタミン薬などが症状に応じて処方されております。

2. 遅発性錐体外路症状

遅発性の副作用の中で多いのがジスキネジアです。一般に錐体外路症状の発現が多い場合は，遅発性ジスキネジアの発現する率も高くなるとされており[3]，錐体外路症状が発現した際は，常に慢性・難治化への進展に注意を払わなければなりません。代表的な症状は，抗精神病薬の長期投与後に出現する口・舌を中心とする不随意運動です。錐体外路症状発現率の低い非定型抗精神病薬では，遅発性ジスキネジア発現率も低いと考えられ

るので，急性期治療では非定型抗精神病薬を選択することがエキスパートコンセンサスガイドラインで推奨されています[4]。

3．副作用を回避するための薬物療法の選択

副作用を回避するための薬物療法の選択として，コンセンサスガイドライン[4]では，表のように最も引き起こしにくい薬剤と最も引き起こしやすい薬剤の一覧が示されています。副作用を回避するには，それぞれの副作用を引き起こしにくい薬剤を選択することが重要でしょう。

海外で行われた急性期統合失調症の患者さんを対象としたオランザピンの比較試験〔オランザピン：5±2.5mg／日（OLZ－L），10±2.5mg／日（OLZ－M），15±2.5mg／日（OLZ－H）：L，M，Hはそれぞれ Low，Medium，High Dose の頭文字，ハロペリドール：15±5mg／日[注] およびプラセボ〕[5] では，以下のようになりました。

		オランザピン	ハロペリドール
ジストニア		0％	13％
パーキンソニズム	筋緊張亢進	L群 3.1％ M群 4.7％ H群 8.7％	24.6％
	振戦	L群 0％ M群 4.7％ H群 5.8％	
アカシジア		L群 4.6％ M群 6.3％ H群 7.2％	15.9％

この試験結果から，オランザピンは急性期統合失調症患者に最も多くみられるジストニアをはじめ，急性錐体外路症状の発現が少ないことが示されました[5]。

錐体外路症状や遅発性ジスキネジアは，患者さんへ不快感や苦痛をもたらすだけでなく，QOLを低下させ服薬コンプライアンスを妨げる大きな要因となるため，急性期統合失調症における薬剤選択の際には十分留意する必要があると考えられます。

注）ハロペリドールの用法および用量は，「ハロペリドールとして，通常成人1日0.75〜2.25mgから始め，徐々に増量する。維持量として1日3〜6mgを経口投与する。なお，年齢，症状により適宜増減する」です。

◆文　献

1) Beasly, C. M., Tollefson, G. et al.：Neuropsychopharmacology, 14：111-123, 1996.
2) 村崎光邦：新世代型抗精神病薬．精神医学講座担当者会議監修，佐藤光源，井上新平編集：統合失調症治療ガイドライン．医学書院，東京，pp.137-170, 2004.
3) 大野裕訳：エキスパートコンセンサスガイドライン精神分裂病の治療1999．ライフ・サイエンス，東京，pp.25-29, 1999.
4) 佐藤光源，樋口輝彦，山脇成人編：精神分裂病と気分障害の治療手順．星和書店，東京，pp.7-50, 1998.
5) 武田俊彦：抗精神病薬による錐体外路症状の診断，治療，予防．臨床精神薬理，5：47-55, 2002.

表1　副作用を回避するための薬物療法の選択[3]

	最も引き起こしにくい薬剤	最も引き起こしやすい薬剤
錐体外路系の副作用	クロザピン＊＊ フマル酸クエチアピン オランザピン ジプラシドン＊＊ リスペリドン＊	中力価および高力価の従来型抗精神病薬
遅発性ジスキネジア	クロザピン＊＊ フマル酸クエチアピン オランザピン ジプラシドン＊＊	従来型抗精神病薬

＊斜体で記した勧告は，エキスパートが最上位二次選択治療と評したものであり，考慮に値する。（一部抜粋）
＊＊クロザピン，ジプラシドンは本邦未承認です。

Q4 オランザピンを投与する際，糖尿病／高血糖について，どのような点に注意したらよいですか？

答える人　岡田　俊

（京都大学医学部精神医学教室）

A オランザピン投与中に，高血糖や糖尿病が新たに出現したり，すでに合併していた糖尿病が悪化したとの報告，あるいは糖尿病性ケトアシドーシスが出現したという臨床報告が，1998年以降に海外で数多くなされてきました[7]。わが国でも，オランザピン服用中に関連性が否定できない高血糖，糖尿病性ケトアシドーシス，糖尿病性昏睡の重篤な9症例（うち死亡例が2例）が報告され，2002年4月16日に緊急安全性情報を通じて，糖尿病の合併または既往のある患者さんへの投与が禁忌になるとともに，オランザピン投与中は血糖値の測定などの観察を十分に行い，口渇，多飲，多尿，頻尿などの異常が認められた場合には直ちに投与を中止して適切な対応をとるように添付文書の記載が変更されました。さらに，オランザピン投与に際し，患者さんとその家族に対して，著しい血糖値上昇，糖尿病性ケトアシドーシス，糖尿病性昏睡などの重大な副作用が起こりうることを十分に説明し，服用中に口渇，多飲，多尿，頻尿などの症状が認められた場合には，直ちに服用を中断して医師の診察を受けるよう指導することも添付文書に記載されています。

糖尿病は，わが国では約10人に1人が罹患しているというごくありふれた病気です[4]。しかし，糖尿病の患者さんは，ケトアシドーシス，脱水，糖尿病性昏睡といった急性合併症をきたすだけでなく，高脂血症や動脈硬化を高率に併発し，その結果，糖尿病性網膜症，腎症，神経障害といった三大合併症をはじめ，冠動脈疾患や脳血管障害を高率に合併します[1]。統合失調症の好発年齢は20～30歳代[9]なので，この年代で糖尿病を併発してしまうと，一生涯の間に何らかの合併症をきたす可能性は高くなってしまいます。それだけに，精神科医は，患者さんが耐糖能障害をきたすリスクをあらかじめ十分に評価し，投与中は適切なモニタリングを行って早期発見に努め，ひとたび糖尿病や高血糖が出現すれば投与を中止して適切な対応をとることが必要になるわけです。

Mirら[6]は，過去の臨床報告を展望し，新規抗精神病薬による耐糖能障害誘発の危険因子として，男性，40歳前後，白人でないこと，をあげています。Hedenmalmら[2]は，オッズ比を算出し，糖尿病の既往，体重増加，ブスピロン（本邦未承認），バルプロ酸ナトリウム，SSRIの併用，男性であることを危険因子として報告しています。

一般的に糖尿病の危険因子とされる，糖尿病の家族歴や加齢，過食，肥満，運動不足，ストレスなどの環境要因は，統合失調症の患者さんにおいても耐糖能障害の誘発を促進する要因と考えられますが，糖尿病の家族歴がなかったり，投与前に肥満がみられなかったり，投与後に体重増加のない患者さんにおいても糖尿病が出現したという報告もあるので[6]，これらの危険因子がなくても安心してはいられません。そもそも統合失調症の患者さんでは，耐糖能障害に対する遺伝的な脆弱性があるという報告もあるので[7]，統合失調症に罹患していること自体が危険因子であると考える必要もあるでしょう。緊急安全性情報の症例のよう

に，清涼飲料水の急激な多飲が糖尿病の直接的誘因となる可能性も指摘されています[7]。ですから，オランザピンの処方にあたっては，患者さんの食習慣や運動習慣などのライフスタイルについても，十分な検討が必要であると思われます。

オランザピンの投与中のフォローアップ検査の項目やタイミングについては，明確なガイドラインは作成されていません。Lunaら[5]は，新規抗精神病薬の投与に先立ってベースラインの空腹時血糖を測定し，投与開始後1年間は3～4ヵ月ごとに血糖値を測定し，それ以降は，血糖値が安定している患者さんでは12ヵ月おきに検査を行いますが，ハイリスク群では6ヵ月おきに検査を行うことを推奨しています（表1）。また，Henderson[3]は，空腹時血糖（空腹時の採血が困難な場合にはHbA1c），血清脂肪値，体重，血圧を6ヵ月おきに測定することを推奨しています。

しかし，これらのガイドラインもエビデンスに基づいて作成されたわけではありません。緊急安全性情報の症例のように，オランザピン服用の15日後に耐糖能障害を発現している症例もあるので，症例によっては2週間に1回の採血も正当化されることになります。いずれにしても，投与開始前の検査値が基準になるので，ベースラインの採血を行い，危険因子を十分に評価し，個別にモニタリングの計画を立てる必要があると思われます。多くの臨床家は，検査項目は空腹時血糖，空腹時の採血が困難な症例ではHbA1cでも代用できるという考え方をとっています。しかし，ひとたび糖尿病が誘発されると，オランザピンを中止しても不可逆的な経過をとり，生涯にわたる経口糖尿病薬やインスリン治療を余儀なくされる症例があること[6]を考えると，糖尿病への移行をいち早く予見するか，できるだけ早期に発見することが望ましいでしょう。

定型抗精神病薬からオランザピンへ切り替える患者さんを対象に，体重，体脂肪率，耐糖能，脂質代謝を経時的に詳細に検討したところ，一部の患者さんでは，切り替え後に明らかに体重が増加し，空腹時インスリン濃度やインスリン抵抗性の指標であるHOMAのIR値（空腹時インスリン濃度[μU/mL]×空腹時血糖[mmol/L]／22.5）が上昇しているにもかかわらず，空腹時血糖やHbA1cには変化は認められませんでした[8]。つまり，臨床上，使用されている空腹時血糖やHbA1cは耐糖能障害の鋭敏な指標とはいえず，これらの値が異常値を示した頃には，すでにかなり進行した状態を示している可能性があります[8]。

表1　新規抗精神病薬治療において推奨される耐糖能のモニタリング[5]

1. 新規抗精神病薬による治療を開始する時点で，ベースラインの空腹時血糖を測定する。
2. 新規抗精神病薬による治療を開始して最初の1年間は3～4ヵ月おきに血糖値を測定する（高血糖の徴候を観察する）。
3. ハイリスク患者においては，新規抗精神病薬による治療期間中は6ヵ月おきに血糖値を測定する。
    (a) 耐糖能異常（空腹時血糖≧110mg/dL[≧6.1mmol/L]，かつ，空腹時血糖＜126mg/dL[＜7.0mmol/L]）
    (b) 糖尿病の家族歴
    (c) ハイリスク人種（アフリカ系アメリカ人，ヒスパニック系アメリカ人，アメリカ先住民，アジア系アメリカ人，太平洋諸島住民）
    (d) 肥満（理想体重の20％以上の超過，または，Body Mass Index[体重(kg)／身長$(m)^2$]≧27[kg/m^2]）
    (e) 習慣性身体不活動
    (f) 高血圧（血圧が140/90mmHg以上）
    (g) 高密度リポタンパク（≦35mg/dL[0.91mmol/L]），および／または，トリグリセリド（≧250mg/dL[≧2.8mmol/L]）
    (h) 妊娠糖尿病の既往歴，または4kgを超える過体重児の分娩歴
    (i) 多嚢胞卵巣症候群
4. 新規抗精神病薬を開始して最初の12ヵ月間を通じて空腹時血糖が正常域を維持した患者では，治療期間中は12ヵ月おきに血糖値を測定する。

著明な体重増加を示すなど，明らかに耐糖能障害への移行が危惧される症例については，空腹時インスリン濃度を測定してHOMAのIR値を求めたり，糖負荷試験を行うことが，耐糖能障害の早期の予見に有効である可能性があります[8]。

　もう1つの問題は，インフォームドコンセントでしょう。確かに現在では，精神科の診療においてもインフォームドコンセントが重視されているので，処方した薬の効果やその副作用について十分に説明することが多くなりました。しかし，患者さんが強い不安や困惑を呈している急性期の場合に限れば，さしあたりの治療を進める上で必要となる最小限の説明にとどめ，病状が安定したあとに改めて十分な説明を行うというのが一般的であると思われます。とりわけ，被毒妄想が認められたり，治療行為に対し猜疑心を抱きやすい患者さんに対し，十分に安心感を与えながら服薬を促すということは，治療関係を形成する臨床技術と考えられる向きさえありました。しかし，緊急安全性情報が通達されるに及び，投与前に患者さんとその家族に対してインフォームドコンセントをとることが義務づけられたわけです。急性期の患者さんについて，どのように同意をとればいいのだろうかと途方に暮れてしまうかもしれません。確かに，耐糖能障害が誘発されるリスクを伝えられて不安にならない患者さんはいないでしょう。しかし，医師がオランザピンを選択したいと考えた理由があるはずです。オランザピンの投与について患者さんとその家族に説明する際には，まず，ほかの薬剤ではなくオランザピンの投与が適切であると医師が判断する理由を明らかにする必要があります。従来型の抗精神病薬やセロトニン・ドーパミン・アンタゴニストの投与を行っても効果が不十分であったり，錐体外路性の副作用が強く現れていたり，高プロラクチン血症が患者さんのQOLを低下させている場合には，オランザピンの投与を試みる価値があると思われます。そして，オランザピン投与により体重増加，糖尿病をはじめとする耐糖能障害，高脂血症などの代謝系の副作用が出現する可能性を説明するとともに，投与後には定期的な採血により耐糖能の追跡が必要になること，その経済的負担についても説明して，オランザピン投与のリスクとベネフィットを明らかにします。また，オランザピンを投与しない場合には，どのような治療の選択があるかを説明した上で，オランザピン投与についての患者さんとその家族の考えを聞き，オランザピン投与に同意が得られれば本剤の投与を行うことになります。確かに，急性期の患者さんでは，それだけ落ち着いて話もできないほどの精神運動性興奮を伴うこともあるかもしれません。しかし，それだけの理由でオランザピンの投与を直ちにあきらめてしまうのはもったいないことであると思われます。とりあえず，ジアゼパムの静注などを施行すれば，インフォームドコンセントを得られる状況にまで落ち着くことも少なくありません。

　オランザピン投与後に糖尿病が発症する場合，投与開始の約16週間後に最も多く認められますが[6]，緊急安全性情報に記載された症例のように投与開始15日後の症例もあれば，投与開始後1年以上を経過してからの発症例もあります。糖尿病は頻度の高い疾患なので，薬剤による誘発であるか，偶然の合併であるかの判断が困難なことも少なくありません。しかし，オランザピンは糖尿病の患者さんへの投与が禁忌になっているわけですから，オランザピン投与との因果関係に思い悩む必要はなく，速やかにオランザピンの投与を中止すべきです。Mirら[6]によると，文献的に報告された15症例のうち1名は死亡，オランザピン中止後に6名は血糖値が正常化しているものの，6例はオランザピンの投与を中止しても耐糖能障害が改善せず経口糖尿病薬やインスリン治療の継続を余儀なくされています。また，オランザピンを再投与された2例とも速やかに高血糖が出現し，その後の糖尿病治療の継続を必要としていることから[6]，オランザピン投与の中止後に血糖値が正常化したとしても，オランザピンを再投与することは適切ではありません。

◆文　　献
1) Braunwald, E., Fauci, A. S., Kasper, D. L. et al.: Harrison's Principles of Internal Medicine (15th Edition). McGraw-Hill, 2001.
2) Hedenmalm, K., Hägg, S., Stahl, M. et al.: Glucose

intolerance with atypical antipsychotics. Drug Saf., 25 : 1107-1116, 2002.
3) Henderson, D. C. : Atypical antipsychotic-induced diabetes mellitus : How strong is the evidence? CNS Drugs, 16 : 77-89, 2002.
4) 厚生労働省：平成9年糖尿病実態調査. 1999.
5) Luna, B. and Feinglos, M.N. : Drug-induced hyperglycemia. JAMA, 286 : 1945-1948, 2001.
6) Mir, S. and Taylor, S. : Atypical antipsychotics and hyperglycaemia. Int. Clin. Psychopharmacol., 16 : 63-74, 2001.
7) 岡田俊：新規抗精神病薬の代謝系副作用－糖尿病と高脂血症－. 加藤進昌, 上島国利, 小山司編：新規抗精神病薬のすべて. 先端医学社, 東京, pp.207-216, 2004.
8) 岡田俊, 野間俊一：Olanzapineへの切り替え過程における耐糖能の経時的追跡. 臨床精神薬理, 7 : 535-545, 2004.
9) Sadock, B. J. and Sadock, V. A. : Kaplan & Sadock's Synopsis of Psychiatry : Behavioral Sciences / Clinical Psychiatry (9th Edition). Lippincott, Williams & Wilkins, 2002.

OLANZAPINE Q&A

Q5 急性期治療における併用療法，特にベンゾジアゼピン系薬物，バルプロ酸ナトリウム，カルバマゼピンなどの使い方について知りたいのですが？

答える人　宮本聖也

（聖マリアンナ医科大学神経精神科学教室）

A 急性期治療では，抗精神病薬の単剤処方が原則です。しかし，興奮，攻撃性，激越，抑うつなどの併発症状が強い場合や抗精神病薬の反応性の増強をねらう場合など，一時的にせよ，抗精神病薬以外の向精神薬を用いた補助（補充）治療（adjunctive treatment），あるいは増強療法（augmentation therapy）を活用したほうが効果的な場合もあります。以下簡単に述べてみます。

1. ベンゾジアゼピン系薬物

欧米では，ベンゾジアゼピンは，急性期の不安，焦燥感，敵意，緊張，興奮，激越などを標的症状として，抗不安あるいは鎮静目的で，単剤あるいは抗精神病薬との併用で多く使用されています[1,7,8]。高用量のベンゾジアゼピンを急性期に短期間用いた臨床試験では，これらの症状を30〜50％の患者で軽減できたと報告されています[13]。またベンゾジアゼピンを併用することによって，抗精神病薬の用量を最小限にとどめ，副作用を抑えることも可能になります[1]。しかしながら，ベンゾジアゼピンを長期間使用した二重盲検比較試験では，精神病症状に対しての有効性は実証されていません[13]。その効果は個人差が大きく，抗精神病効果は一過性であるといわれています[11]。さらに長期に使用すると，依存性や耐性，脱抑制作用（奇異反応），急激な中断後の離脱症状なども問題になってきます。

急性期でのベンゾジアゼピンの効果に関する研究は，ロラゼパムが最多ですが，クロナゼパム，フルニトラゼパム，ジアゼパム，アルプラゾラム，ミダゾラムに関する報告もあります[13]。残念ながらベンゾジアゼピン同士の急性期での比較試験は実施されていないため，各薬物の優劣を述べるエビデンスはありません[8]。しかし，米国エキスパートコンセンサスガイドラインシリーズ[1]では，急性期の激越症状に対してロラゼパムの使用が第一選択薬として推奨されています。この理由として，ロラゼパムは忍容性が高く，即効性があり，チトクロームP450ではなくグルクロン酸抱合による代謝を受け排泄されるため，ほかのベンゾジアゼピンと比べ慎重投与ではあるものの肝障害時も使用しやすいことなどによると思われます。1回の用量は0.5〜2mgで，1日の最高用量は10〜15mg**と，かなりの高用量までの使用が推奨されています[1]。

現時点では，ベンゾジアゼピンを抗精神病薬に併用しても抗精神病効果そのものが増強されるというエビデンスはないため，使用する際には急性期の標的症状にしぼり，症状消失後には速やかに減量中止していき，長期の漫然とした使用を避けることが重要と考えます。

2. バルプロ酸ナトリウム

バルプロ酸ナトリウムやカルバマゼピンといった抗てんかん薬は，米国の統合失調症入院患者の

約1/4に補充療法として使用されているという報告もあり[4]，特に最近バルプロ酸ナトリウムの使用頻度が増加しています。また米国の精神科救急医を対象にした調査では，緊急時に気分安定薬が必要な際，90％がバルプロ酸ナトリウムを選択すると報告されています[1]。これらの薬物の標的症状は，興奮，激越，敵意，攻撃性，焦燥感，衝動性，躁病症状，暴力行為などで，特に脳波異常を伴う患者に有効と考えられています。また抗精神病薬によってけいれん発作が誘発された場合には，抗てんかん薬の併用が有益と考えられます。バルプロ酸ナトリウムはカルバマゼピンと異なり，抗精神病薬と併用しても抗精神病薬の血中濃度には著明な影響を及ぼさないことが知られています。

バルプロ酸ナトリウムの増強療法に関しては，4つの小規模な二重盲検比較試験が実施されましたが，結果は一致しませんでした。しかし，最近249名の急性増悪した統合失調症患者にdivalproex*（15〜30mg/kg/日）を，オランザピン（5〜15mg/日）またはリスペリドン（2〜6mg/日）に28日間併用して，単剤治療との有効性を比較した二重盲検比較試験[2]が実施されました。その結果，divalproex*併用群は，単剤治療群に比較して，投与開始3日後から21日目までPANSS（Positive and Negative Syndrome Scale）の総スコアで有意な改善が認められ，3日後から14日目までPANSSの陽性症状評価尺度で有意な改善が観察されました。興味深いことに，divalproex*の増強効果は28日後には単剤治療群と有意差を認めず，オランザピンとリスペリドンへの増強効果はほぼ同程度でした。またdivalproex*併用によっても重篤な副作用は生じませんでした。彼らはバルプロ酸ナトリウムの効果は鎮静作用や抗躁作用とは異なると推測しています。結論的にバルプロ酸ナトリウムの急性期治療における役割は，抗精神病薬の抗精神病効果の発現を速めることにありますが，ベンゾジアゼピンと同じく長期効果は期待できない可能性があり，急性期治療が終了後は漸減中止が望ましいと考えられます。

なお本邦では，バルプロ酸ナトリウムを統合失調症患者に処方するのは，適応外使用となります。今後急性期治療における有効性を検討すべく早期に臨床試験が実施されることが望まれます。

3．カルバマゼピン

カルバマゼピンの増強療法は第一世代抗精神病薬への併用療法のみ検討されており，抗精神病作用は軽度ですが，精神運動興奮や共存する躁状態にある程度の改善効果が認められています[3]。しかし，カルバマゼピンは肝臓での代謝酵素であるチトクロームP450（CYP）1A2, 2D6, 3A4を誘導するため，これらの酵素で代謝される抗精神病薬との併用で，抗精神病薬の血中濃度が低下し，効果が減弱する可能性があります。またふらつきや血液学的副作用を増強することがあります。8個の臨床試験を解析したLeuchtらの総説[6]では，カルバマゼピンは抗精神病薬の増強療法として用いるべきではないと結論づけています。したがって急性期でのカルバマゼピンの使用には，躁状態でバルプロ酸ナトリウムが使用できない場合など適応を慎重に見極め，漫然とした併用投与は避けるべきと思われます。

4．炭酸リチウム

炭酸リチウムの補充療法も第一世代抗精神病薬への併用のみ検討されていますが，現在のところ統合失調症の急性期に有効な補充療法であるという厳密なエビデンスは存在しません。しかし炭酸リチウムは感情障害症状をもつ患者や，敵意，衝動性，攻撃性や興奮を有する治療抵抗例に有効で，抗精神病薬の効果を増強するという報告[10]はあります。その一方で，プラセボとの二重盲検比較試験[12]では，その有用性を証明できていません。また炭酸リチウムと抗精神病薬との併用時には，錐体外路症状や認知機能障害の増悪，神経毒性などの副作用が生じるリスクがあり注意する必要があります。ただし，本邦での炭酸リチウムの統合失調症への使用は適応外になります。

5．抗うつ薬

抗うつ薬単独では統合失調症に対して何ら効果を有しませんが，第一世代抗精神病薬に三環系抗うつ薬を併用したいくつかの臨床試験では，安定

した統合失調症患者の抑うつ症状に対しては，急性期，慢性期ともに有効性が示唆されています。しかし，ハロペリドールで治療を開始した活発な陽性症状を呈する入院患者に，デシプラミンか塩酸アミトリプチリンを併用したKramerらの報告[5]では，抑うつ症状に対して無効のみならず陽性症状の悪化を認めました。またPlasky[9]は，二重盲検比較試験を解析し，抗うつ薬は急性期の精神病エピソードが安定したときにのみ抑うつ症状に対して有効であると結論づけています。

慢性期の統合失調症に併発する抑うつ症状，陰性症状，強迫症状，物質乱用などに対して，抗うつ薬の補充療法が示す効果についての研究成果が集積しつつあります。従来型抗精神病薬にSSRI（selective serotonin reuptake inhibitors）であるフルオキセチン*やフルボキサミンを併用すると，治療抵抗性患者の陰性症状が改善したという二重盲検比較試験が2つ報告されています。しかしながら，SSRIの統合失調症に併発する抑うつ症状に対する効果に関しての研究はほとんどありません。また治療抵抗例に対してクロザピン*にSSRIを併用した試験の結果は一致していません。さらにその他の第二世代抗精神病薬に抗うつ薬を併用し，抑うつ症状や陰性症状に対する効果を検討した二重盲検比較試験は報告されていません。このようにエビデンスに乏しい一方で，米国では最近オランザピンとフルオキセチンとの合成製剤が市販され，双極性障害のうつ病エピソードに使用されています。

強迫症状に対しては，従来型抗精神病薬にフルボキサミンを併用すると，約1/3に軽減したというオープン無作為割り付け比較対照試験はありますが，第二世代抗精神病薬との併用試験は実施されていません。また抗精神病薬と抗うつ薬との併用では，薬物動態学的相互作用を生じやすいため，可能なら薬物血中濃度のモニタリングが必要と思われます[8]。

6．おわりに

欧米の臨床現場では補助治療は比較的頻用される治療法ですが，その理論的根拠や効果を実証するエビデンスは以上述べてきたように意外に乏しいのが現状です。特にオランザピンに対する急性期の増強療法は，データがあまりにも少ないため，今後臨床現場で経験を積み，研究成果を蓄積していく必要があると思われます。

＊divalproex，フルオキセチン，クロザピンは本邦未承認です。
＊＊ロラゼパムの本邦における承認用量は「通常成人1日1～3mgを2～3回に分けて経口投与」となっています。

◐文　献

1) Allen, M. H., Currier, G. W., Hughes, D. H. et al.: The Expert Consensus Guideline Series. Treatment of behavioral emergencies. Postgrad. Med. Spec. No：1-88, 2001.
2) Casey, D. E., Daniel, D. G., Wassef, A. A. et al.: Effect of divalproex combined with olanzapine or risperidone in patients with an acute exacerbation of schizophrenia. Neuropsychopharmacology, 28：182-192, 2003.
3) Christison, G. W., Kirch, D. G. and Wyatt, R. J.: When symptoms persist：choosing among alternative somatic treatments for schizophrenia. Schizophr. Bull., 17：217-245, 1991.
4) Conley, R. R. and Kelly, D. L.: Management of treatment resistance in schizophrenia. Biol. Psychiatry, 50：898-911, 2001.
5) Kramer, M. S., Vogel, W. H., DiJohnson, C. et al.: Antidepressants in 'depressed' schizophrenic inpatients. A controlled trial. Arch. Gen. Psychiatry, 46：922-928, 1989.
6) Leucht, S., McGrath, J., White, P. et al.: Carbamazepine for schizophrenia and schizoaffective psychoses. Cochrane Database Syst. Rev., CD001258, 2000.
7) Miyamoto, S., Duncan, G. E., Goff, D. C. et al.: Therapeutics of Schizophrenia. In：(ed.), Davis, K. L., Charney, D., Coyle, J. T. et al. Neuropsychopharmacology：The Fifth Generation of Progress. Raven Press, New York, pp.775-807, 2002.
8) Miyamoto, S., Duncan, G. E., Aoba, A. et al.: Acute pharmacologic treatment of schizophrenia. In：(ed.), Hirsch, S. R. and Weinberger, D. R. Schizophrenia. pp.442-473, Blackwell Science, Oxford, 2003.
9) Plasky, P.: Antidepressant usage in schizophre-

nia. Schizophr. Bull., 17：649-657, 1991.
10) Small, J. G., Kellams, J. J., Milstein, V. et al.：A placebo-controlled study of lithium combined with neuroleptics in chronic schizophrenic patients. Am. J. Psychiatry, 132：1315-1317, 1975.
11) Wassef, A. A., Dott, S. G., Harris, A. et al.：Critical review of GABA-ergic drugs in the treatment of schizophrenia. J. Clin. Psychopharmacol., 19：222-232, 1999.
12) Wilson, W. H.：Addition of lithium to haloperidol in non-affective, antipsychotic non-responsive schizophrenia：a double blind, placebo controlled, parallel design clinical trial. Psychopharmacology, 111：359-366, 1993.
13) Wolkowitz, O. M. and Pickar, D.：Benzodiazepines in the treatment of Schizophrenia：a review and reappraisal. Am. J. Psychiatry, 148：714-726, 1991.

第2部　OLANZAPINE CASE REPORT

OLANZAPINE CASE REPORT

① 急性期統合失調症におけるオランザピン単剤使用の効果

三幸会　第二北山病院　並河東明

【症例】24歳，男性
【診断名】統合失調症
【家族歴】次兄が統合失調症にて当院に2回入院歴あり（2回とも筆者が主治医）。
【生活歴・現病歴】3人兄弟の末っ子。地元の高等学校を卒業後，一浪して私立大学に入学するも途中で自分の行きたい学部ではないことに気がつき，半年後に中退。翌年，別の私立大学に入学する。学生生活では話をする友人が何人かいたが，次第に彼らに「不自然と思える点」をたくさん認めるようになった。例えば，笑っている友人の表情がまるで「悪意に満ちている」ように感じ，大変異様で怖かったという。大学3年生のとき，突然「睾丸と腹に血液が流れるような変な気持ち」になったことがある。この頃にはじめて幻聴を体験している。そのため精神病院に1週間ほど医療保護入院となり，主治医から「神経衰弱状態」と告げられたという。

退院後はほとんど服薬をせず，結局大学4年に進級する春に大学を中退して自宅に戻る。両親，次兄と同居し，職にはつかず再び大学進学に向けて勉強をしていた。X年6月に入って，突然いろいろな病院に「腹の具合が悪いので手術してほしい」と電話をして懇願するなどの異常行動がみられるようになった。そのため，以前，当院で次兄の主治医をしていた筆者の外来に，父親が本人を連れて来院した。

【入院時現症】細身で日に焼けた精悍な顔つきの青年。伏目がちで表情はやや変化に乏しいが，冷静であり診察には素直に応じる。「虫歯を抜いてもらったが，痛いので手術してほしい」，「腹の具合が悪いので手術してほしい」，「腹の中に何か生き物がいる感じがする」，「ペニスも何か変なので手術してほしい」とまくし立てるように述べるなど，体感幻覚を思わせる症状があった。さらに，自宅にいると「お前はあほか」という声が聞こえ，「他人がいつも自分のことを見ている」，「テレビのアナウンサーも自分のことをよく知っていて，噂を流している」ともいう。これら病的体験に対しては何となく違和感をもっているが，「本当のことなんです」と確信している。

主治医は，家族歴と本人の述べる病的体験から統合失調症と診断し，本人に現在の病状の程度と今後予想される経過，および入院治療の必要性を説明したところ素直に納得したため，X年6月13日，任意入院となった。

【入院経過・治療経過】糖尿病の既往歴，家族歴がないことから，オランザピンを投薬することにした。入院初日はオランザピン10mgとロラゼパム2mgから開始し，翌日からオランザピン10mgを朝食後に，ロラゼパム3mgを毎食後に投薬した。やや呂律難を認めたが，本人は苦痛を訴えることはなかった。本人から得られた情報では，発病からすでに4年近く経過しており，その間ほぼ服薬していなかったため，治療には今後長期間を要する可能性があることを説明しておいた。

入院3日目頃には「体がしんどいです。声が出にくい」と倦怠感を訴えていた。さらに，「やはり手術してほしい」，「腸が動く感じがする」と述べるが，幻聴は軽快した様子であった。オランザ

症　例：24歳，男性
診断名：統合失調症

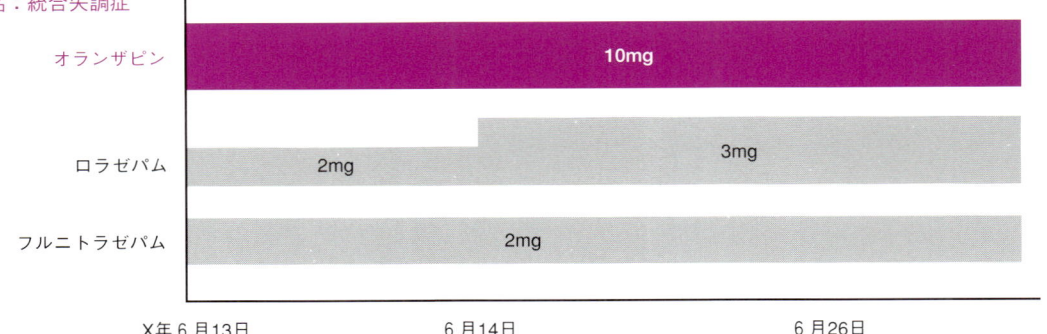

ピン10mgによる倦怠感を緩和するため，朝食後投与を眠前投与に変更した。

入院6日目頃には幻聴がほぼ消失し，腹部違和感も軽快した様子で，本人の表情も明らかに柔らかく口調も穏やかになった。幻聴について，「聞こえていた理由がわかれば，自分でも対処できるんですけど」と述べ，手術を懇願し病院に電話したことについては，「入院した日はとにかく手術してほしかった。（電話して懇願するなんて）今から思えばおかしな行為をしていました」と述べるようになった。注察妄想，考想伝播もほぼ消失している様子であった。服薬コンプライアンスも良好で，特に滅裂言動，興奮など問題行動も認めなかった。再び大学受験をしたいがそのための資金稼ぎのためにアルバイトをしたいと述べるなど意欲的であり，退院しても当院の外来を継続して受診することを約束したため，X年6月26日退院となった。

その後，2週間に一度，約束どおり外来受診を続けているが，病状の再燃を全く認めず経過はきわめて順調である。最終的にオランザピン2.5mgで維持し症状が安定している。

【考察】幻聴，体感幻覚，注察妄想，考想伝播を主訴とした統合失調症に対してオランザピンを投与した。オランザピンは初期投与量は5〜10mgであるため，本症例では10mg維持で陽性症状が速やかに消失し，病識の回復も十分得られ，非常に良好な経過をたどった。次兄も統合失調症を患い当院に2回入院し，筆者が主治医として担当したが，オランザピン投与で経過が非常に順調で，そのため家族および本人もオランザピン投薬に対して不安なく受け入れてくれた。

経過中，副作用として呂律難，倦怠感を若干訴えはしたものの，きわめて一過性であった。その他，錐体外路症状や遅発性ジスキネジアなどは一切生じなかった。

現在，統合失調症の急性期に不安，焦燥感を強く伴う症例にロラゼパムを併用することが多いと思われるが，本症例も併用を試み，オランザピンを増量することなく症状の安定が得られた。しかもオランザピンはコンプライアンスの観点から1日1回の服薬でよく，本症例も良好な服薬コンプライアンスの維持につながったと思われる。

本症例から，統合失調症の急性期に定型抗精神病薬の多剤大量投与をせずとも，非定型抗精神病薬，特にオランザピンの単剤投与で十分に乗り切ることが可能であるという印象を強く受けた。

最後になるが近年，統合失調症の急性期治療における第一選択薬として「新世代型」の非定型抗精神病薬が推奨されるようになった[1]。その中でもリスペリドンやオランザピンが選択されることが多い。本症例で陽性症状が著明に改善したことは，統合失調症の急性期治療における第一選択薬としてのオランザピンの有用性が示唆された。

◆文　献
1) 精神医学講座担当者会議監修，佐藤光源，井上新平：統合失調症治療ガイドライン．医学書院，東京，2003.

初発統合失調症の急性期症状にオランザピンが有効であった1症例

医療法人せのがわ　瀬野川病院　倉田健一

【症例】30歳，男性
【診断名】統合失調症
【既往歴・家族歴】特記すべきことなし．
【生活歴】同胞2人第1子長男にて出生．元来明るい性格で，地元の小学校，中学校，高校を優秀な成績で卒業し，国立工業大学を卒業後，人材派遣会社に就職した．1～2年ごとに転勤する生活で，最近は上京し単身生活していた．
【現病歴】人材派遣会社では社会適応もよく過ごしていた．X年4月，転勤にて上京し，はじめて夜間勤務を経験するなど変則的な就労時間となった．徐々に疲労が蓄積し，不眠傾向となってきたため，職場の上司に配置転換を訴えていたが，希望どおりにはならず，ストレスの多い生活を続けていた．同年10月頃より，周囲の物音が気になり始め，職場の人から陰口をたたかれていると感じ，12月下旬に退職願いを出し，実家のある広島に帰省していた．不眠は続いて昼夜逆転の生活となり，また幻聴が活発で独語も出現した．両親に向かって意味不明な言動を繰り返し，「除霊してくれー」と突然叫んで家を飛び出すようになった．

実家に帰省して4日目には夜間に頸部痛を訴えて救急病院を受診したが，待合室で大声を出し，内科当直医より精神科受診を勧められ，両親に連れられて当院初診に至った．
【治療経過】入院時の診察場面では，「除霊してください」と当直医に何度も訴え，「体が勝手に動く」と言って診察台に上がり天井を押す奇妙な動作を繰り返し，言動にまとまりがなく，疎通性不良のため医療保護入院とした．

入院時のPANSS Excited Component評価点（PANSS-EC score）は21点であった．オランザピン10mg/日より薬物治療を開始し，すぐに20mg/日へ漸増し維持した．入院当初，不穏時（いらいら時）には，ハロペリドール10mg静注を本人希望にて施行した．徐々に「霊にとりつかれた」という憑依妄想や「おまえは馬鹿だ」，「手を動かせ」などの幻聴は軽減していった．

第8病日からは軽度のアカシジア症状出現のため，クロナゼパム2mg/日を追加投与したところ，同症状は速やかに消失した．第12病日からは隔離室においても日中半日開放とし，第20病日からは隔離室から退室した（PANSS-EC score 10点）．大部屋にても妄想，幻聴の訴えもなく，時に軽度の焦燥感が出現したが自制内であった．

精神症状安定のため，第30病日には第1回目の外泊訓練を行ったが，2泊目の夜に部屋の雑誌の片付けを頑張りすぎたため，一晩中不眠で帰院した．帰院後は妄想，幻聴が再燃し，病棟においても落ち着かず，幻聴をまぎらわすため両耳にティッシュを詰める行動が認められた．また新聞紙を丸めてボールを作り，親戚の子と遊ぶのだと病室の壁に向かって投げつけていた．焦燥感からハロペリドール10mg静注を希望することもあったが，オランザピン20mg/日の継続により比較的速やかに精神症状も落ち着いてきたため，第47病日には再び外泊訓練を行い，不眠時薬を使用する

症　例：30歳，男性
診断名：統合失調症

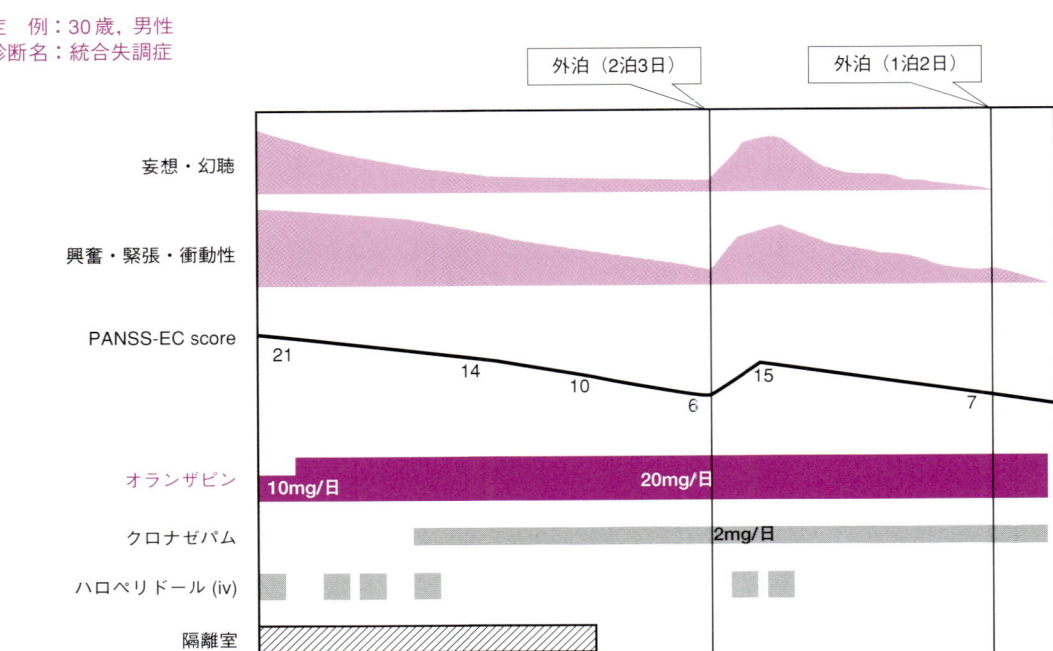

ことなく自宅にて過ごし，現在も外泊を繰り返しながら，近日中の退院を予定している。

【考察】本症例は，初発統合失調症の急性期症状に対してオランザピンの単剤投与が有効であった1例である。今回が初発ということもあり，本人，両親ともに薬物治療に対しては抗精神病薬による副作用の心配が大きかったようである。ただし，今回の治療経過においては，軽度のアカシジア症状出現のみで，クロナゼパム投与で速やかに消失し，幻聴・妄想などの陽性症状もほぼ完全に消失しているため，現在は今後の外来にてオランザピンを内服していくうえでの心配はないと本人は話している。

このように良好なコンプライアンスが得られることは，今後の再発を予防するうえで最重要であり，特に初発期治療における患者，家族への疾病教育，服薬指導は予後を左右するといっても過言ではない。本邦においても欧米のように，今後ますます初発急性期治療において非定型抗精神病薬を使用することが主流になっていくことが予想されるが，長期予後を考えた場合，患者に負担が軽く，本症例のようにオランザピンの1日1回投与はコンプライアンスを高めて再発を予防するという点で好ましいと思われる。

急性期精神症状の評価としては，PANSS-EC評価スケールを今回用いた。PANSS-ECは，PANSSの評価項目の中で「緊張」，「非協調性」，「敵意」，「衝動性の調節障害」，「興奮」の5項目からなり，特に急性期精神症状の指標となる。本症例では，PANSS-EC score 21点（35点満点）であり，中等度の精神症状といえる。

筆者の私見ではあるが，これまで統合失調症の急性期症状にオランザピンを使用した約30症例の経験から，PANSS-EC score 20点以上の中等度〜重度の症例に対してのオランザピン使用法としては，まずはオランザピンを十分量（最高維持量20mgまで増量することを考慮する）まで投与し，反応が乏しい場合は，速やかにベンゾジアゼピン系薬剤，気分安定薬（バルプロ酸ナトリウム，カルバマゼピン，炭酸リチウム）を追加することが効果的であるという印象である。オランザピンの役割は適正なD2阻害による陽性症状の改善で

あり，鎮静に関しての部分は他の併用薬を用いることが望ましいと思われる。さらに重症例においては，定型抗精神病薬を追加したり，ハロペリドール静注，電気けいれん療法が必要となる症例も経験するが，多くの症例は，軽度〜中等度ではオランザピン単剤で，中等度〜重度はオランザピン＋ベンゾジアゼピン系薬剤，気分安定薬にてコントロール可能であると考えている。

自傷行為を伴う急性期症状にオランザピン単剤が奏効した1例

芙蓉会病院　三浦隆男

【症例】21歳，男性
【診断名】統合失調症
【家族歴】特記事項なし。両親と姉の4人家族。
【病前性格】元来，無口で内向的である。
【生活歴・現病歴】地元の高校をX−3年卒業後，間もなくビル清掃の会社に入社した。しかし，同年5月頃から周囲の人と話をしなくなり，人付き合いをしなくなった。不眠も出現し，夜間あまり眠らず遅くまで起きていることも多かった。通勤も一人ではできず，母親が車で送っていた。仕事についていくのがやっとだった。X−3年12月頃から奇声を発するようになり，X−2年1月，近くの精神科を受診した。通院は不規則であったが，内服してから少しだが表情がはっきりして元気が出た印象があった。しかし，X−1年7月を最後に通院しなくなった。最終処方は，塩酸パロキセチン10mg/日，スルピリド50mg/日，塩酸ミルナシプラン25mg/日，エチゾラム1.5mg/日であった。

X−1年9月頃から，母親に対し，「どうして金のことばかり言う？」「どうして働くんだ？」としつこく聞くようになった。上司から母親に電話が入り，「（職場で）とにかく全然口をきかない」と苦情を言われたこともあったが，それでも何とか仕事は続けていた。その後，誰かと話をするようなしぐさをすることがあり，近くを指さして，「黒いものがいる」，「人がいる」と幻視を訴えることもあった。

X−1年11月2日，仕事で県外へ行っていた母親に本人から「今日は（郊外にある）大仏像のところにいる。帰らない」という電話が入り，母親は父親に連絡した。その夜6時頃，風呂から飛び出してきて，父親の手をとり裸のまま2階に上がり，「母さんと姉さんが宇宙に行ってしまった。俺たちも行く」と妄想的な話をしたため，父親は驚いた。

同年11月4日，家の2階の窓から出て1階の屋根から飛び降り，整形外科を受診したところ，足を骨折していることが判明し（左踵骨骨折），同日，当院を初診となった。

初診時外来では，問いかけに対し，顔をしかめたり，じっとしたり，あちこち見回したりして，ほとんど質問に答えなかった。入院を勧めたところ，「…はい…」とようやく返事をしたものの，入院の意味が理解できていないようであった。このため医療保護入院となった。

外来での診察中に簡易血糖測定器で血糖を測ったところ，当日は食事をしていなかったようで，数値は80mg/dLと高血糖でないことを確認した。その後すぐ（午後5時半過ぎ）にオランザピン10mg錠を投与した。その後，隔離室へ入院となり，就床前にはブロチゾラム0.25mgを投与し，夜間は良眠していた（以後，ブロチゾラムは継続中）。

翌5日の朝8時過ぎ，問いかけに対し眼球を左右に頻回に動かしていた。幻視があるようで，周囲をしきりに見回していた。「タバコを吸うか」と尋ねると，「…はい…」と答えたものの，また

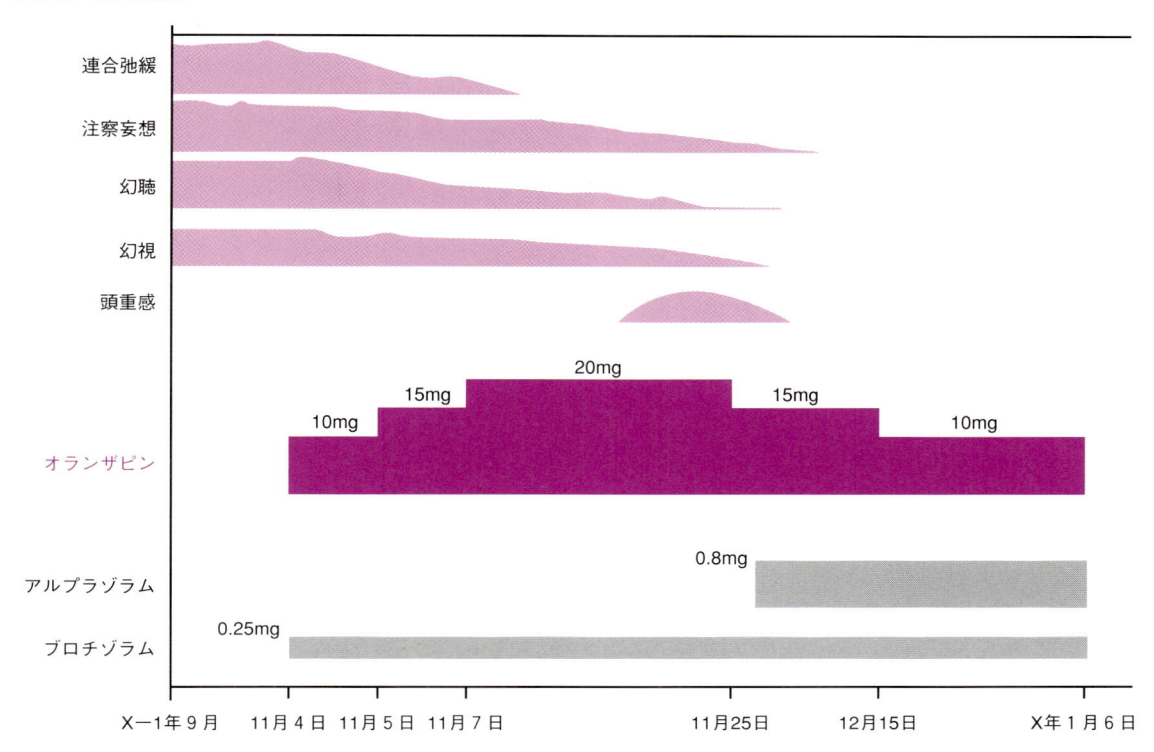

症　例：21歳，男性
診断名：統合失調症

症状/薬剤	X−1年9月	11月4日	11月5日	11月7日	11月25日	12月15日	X年1月6日
連合弛緩							
注察妄想							
幻聴							
幻視							
頭重感							
オランザピン		10mg	15mg	20mg	15mg	10mg	
アルプラゾラム					0.8mg		
ブロチゾラム		0.25mg					

すぐ横になっていた。日中は嘔吐するようなしぐさをみせたり，職員が呼びかけのために肩に触れると「うぁっ」と声を出したりしていた。このためオランザピンを15mgに増量した。夜間は良眠であった。

　翌6日午前中，問いかけに対し，顔をしかめたり，「頭がぼやっとして…体のほうはいいけど」と答え，徐々に会話ができるようになってきた。「誰か近くにいる？」と尋ねると，窓を指して「ここに人影があった気がして…」と幻視様体験を訴えていた。また，布団を指して「人がいたみたいで…」とも話していた。日中は臥床がちに過ごした。

　翌7日，「昨日まで結構聞こえていた。いろいろ言われて…」と幻聴を訴えていた。「まだ，少し見られている…」と注察妄想を訴えていた。そのため，オランザピンを20mgに増量した。日中朝から夕方まで開放したが，トラブルなどはなかった。

　翌8日，視線も定まり，表情も落ち着いてきた。「(時間開放中は)少し疲れるが調子はだいぶいい」と話していた。「("見られている感じ")はちょっぴり残る」とも話していた。会話はかなりスムーズになってきた。

　10日，「おはようございます」と，はじめて自分から挨拶した。「(窓の外から)まだ何人か見ているみたいで」と訴えていたが，それでも気分は良くなっていると話していた。この日，隔離室を退室した。

　13日，「時々頭が痛くなって」と訴えた。1回に2分くらいで，1日数回あるという。聞こえてくるのはかなり減っているが，"体が引っ張られるような感じ"はたまにあると話していた。誰に引っ張られるかはわからないようだ。入院時の"飛び降り"行為について尋ねると，「飛び降りろ」と聞こえてきた記憶があると話していた。

　14日，頭部MRI検査をしたが，異常はなかった。

17日,「(聞こえるのは)小声でぶつぶつ一言,二言あったくらいだ」と話した。声が小さくて内容は聞き取れないようだ。また,「何かやろうと考えると,何十秒間か人に見られる気がしてくる」と話していた。

18日,病棟の事情により病棟を移動したが,"見られている感じ"は少しあるが,周りのことは気にならないと話していた。この日,病名を告げるが,冷静に聞いていた。

20日,「部屋にいると何となく見られている気がするときもあるが,薬を追加するほどでない」と言う。声も少し聞こえるが,だんだん低くなっているとも話していた。

25日,「1週間くらい前から少し頭が重い」と訴えた。唾液がわずかに多いためか唇が少しだけ濡れており,副作用が疑われた。手が震える感じもすると言うが,外見上は全く目立たなかった。"見られている感じ"は減り,声も聞こえなくなったと言うため,オランザピンを15mgに減量した。「前日は家まで外出したが,何か感じが違う気がした」と訴え,また母親には「人ごみに入ると疲れる」と訴えていた。

27日,"頭が重い感じ"は,かなり減少したと言い,「黒いもやもやした影や黒い虫のようなものが瞬間的に(1秒くらい)見えるがすぐ消える。聞こえるのは時々あるが,声は非常に低い」と話していた。

28日から29日にかけてはじめて外泊したが,1日目は落ち着いていたものの,2日目になると「不安だ」と訴えた。以前,仕事が十分できないために物を投げつけられるなど,いじめられたことがあり,そのため,仕事が再開できるかが心配になったようだ。このため,アルプラゾラム0.8mg/日を追加した。

12月1日,「(イライラは)ちょっぴりは残っているが,いいです」と話した。アルプラゾラムは「もう少し続けたい」と言うので,継続とした。

6日から8日にかけて2回目の外泊となった。今回はレストランやコンビニに行ってもそう疲れることもなくよかったと話していた。しかし,食欲が増加し,今月になり先月より4kg体重が増えていた(11月はほとんど体重増加はなかった)。

11日,「仕事のことを考えるときだけ少し不安になる」と訴えた。「(幻聴は)ごくわずかにある」,「(黒い影は)今日一瞬だけ見えた」とも言っていた。

15日,入院時と比較して体重が11kg増えていた。空腹になると間食をしていると話していた。また,だるさや眠気が少しあると言うので,オランザピンを10mgに減量した。

18日,だるさは,ほとんどなくなったと言う。表情もいくぶんすっきりしており,少し元気が出てきた印象がある。次の仕事があるかと少し心配になったと話した。

その後は外泊を繰り返し,症状は安定していたので,12月25日に退院した。

X年1月6日,外来にて,正月も無事に過ごし,食欲も普通だったと話した。体重は,この時点で入院時より12kg増加していた(身長165cm,体重70kg)。BMI値は24であり,日本肥満学会で「肥満」とされているMBI値25は超えていなかった。不安になったのは仕事のことを考えたときに一度だけと言うので,アルプラゾラムを頓服とした。

その後は,デイケアにも週に数回程度積極的に参加している。

【考察】幻聴や幻視に加え,自傷行為(飛び降り)を伴う精神症状で初発した例に対し,オランザピン単剤で十分な経過が得られた。オランザピンは糖尿病患者および糖尿病に既往歴のある患者には禁忌であることから,投与前に血糖を測定し,高血糖がないこと,既往歴のないことを確認してから10mgで開始した。2日目には15mgへ,4日目には20mgまで早めに増量したところ,陽性症状は漸減し,投与開始から3週間あまりでほぼ軽快した。急性期の陽性症状に対する効果発現は十分なものと考えられた。

その後,投与15日目くらいに出現した頭重感や眠気,倦怠感などの身体症状はオランザピンによるものと考え,15mg,次いで10mgへと減量した。10mgまで減量するとこれらの症状も消失し,服薬を維持できるようになった。このため,本症例では10mgが寛解期の至適用量と考えられた。

なお，途中から一時，抗不安薬のアルプラゾラム0.8mg/日を併用したが，これは職場への復帰に対する予期不安の軽減を図ることが目的であった。のちにアルプラゾラムは定期処方からはずし頓服として服用していたことから，オランザピンの不安への効果が弱いわけではないと考えられた。

　また，体重増加は12kgと多く，空腹感もみられた。しかしBMI値24であり，日本肥満学会で定める「肥満」レベル（BMI値25以上）には達しなかったため，重篤な体重増加ではないと考えた。体重は11月中は増加しておらず，増加し始めたのは陽性症状がかなり軽快した12月に入ってからである。陽性症状が軽減したために食事への関心が向いたことも理由として考えられた。

　陰性症状に対しては，意欲改善効果も十分に認められた。現在デイケアに週数回参加しており，今後は職場への復帰も期待されるところである。

　今回の症例を通じ，統合失調症の急性期症状に対し，オランザピンが十分な効果を示し，かつ迅速な症状改善を示したことから，急性期でのオランザピン単独投与の有用性が示されたと考えられた。

陽性症状の改善およびデイケアの導入にオランザピンが有効だった統合失調症の1例

医療法人 一陽会病院　伊藤光宏, 星野研洋, 小野正美
中西弘則, 青野哲彦, 寺山賢次

【症例】24歳, 男性
【診断名】統合失調症
【家族歴・生活歴】3人同胞の第2子。大学4年で中退。発病時は親元を離れて生活していたが, 発病後は両親と3人暮らし。家族には精神障害, 糖尿病での治療歴はなし。
【既往歴】特記すべきことなし。
【現病歴】高校卒業後, 親元を離れて大学生活を送っていた。X－1年（大学4年時）12月, 本人と連絡がとれなくなったため両親がアパートを訪ねてみると, 部屋の壁・襖は壊されており, 物が散乱し, 本人は部屋の中でブツブツと独り言を言っていた。ガスも電気も水道も止められていた。

自宅に連れ戻したが話がかみあわず, また意味不明な行動をとることが多く, 何度も黙って家からいなくなった。

X年4月, 独語・空笑がひどくなった。自閉的で, 他者（家族も含む）との会話や交流が全くなく, 昼夜逆転の生活をするようになった。深夜に家を抜け出て, 大声を出して近所を徘徊し, 警察に通報され保護されたことが二度あり, X年4月12日, これらの症状を主訴に当院を受診した。
【初診時の所見】診察室では, ブツブツ独り言を言いながら, 自分のシャツにツバを吐き, 自分の足をいじっていた。医師の問いかけに対して, たまに返事をする程度でほとんど耳を貸さず, 疎通がとれなかった。時々, 手が空中を動き, 何かを振り払うしぐさや何かをつかもうとするしぐさが

あり, 幻聴の存在がうかがわれた。系統だった妄想をうかがわせるような言動はみられなかった。
【治療経過】統合失調症の幻覚状態と診断した。警察に二度保護されていたため入院治療も考慮したが, 家族の希望もあり外来で治療を行うこととした。オランザピン10mg（夕方）およびフルニトラゼパム1mg（眠前）で治療開始。1週間後の診察では, 夜間良眠となり, 独語・空笑も減少し, 新聞を読むなど, 行動がまとまるようになった。日中に近所を徘徊することはあったが, 大声を出さないので警察に通報されることはなくなった。疎通も少しずつとれるようになり, 幻聴について問うと, 「かなり減っている」との答えが返ってきた。

X年6月, 治療前に比べて生活は落ち着いてきたが, 近所の徘徊はなおも続いていたため, 父親は「近所の評判になっている」と嘆いていた。「声が聞こえるのは減った」と本人は言っていたが, 独語・空笑や奇妙な反応・行動が少し残っていた。デイケアや外来作業療法を勧めたが参加できず, 自宅で無為自閉的生活を送っていた。

家族と相談し, 同年6月21日よりオランザピンを15mgに増量した。同年7月にはデイケアに通い始めるようになり, 近所の徘徊もなくなった。同年8月には幻聴が消失し, 独語・空笑もなくなった。

現在, デイケアには毎日通所している。まだ感情鈍麻が残り, 不自然な表情をすることがあるが,

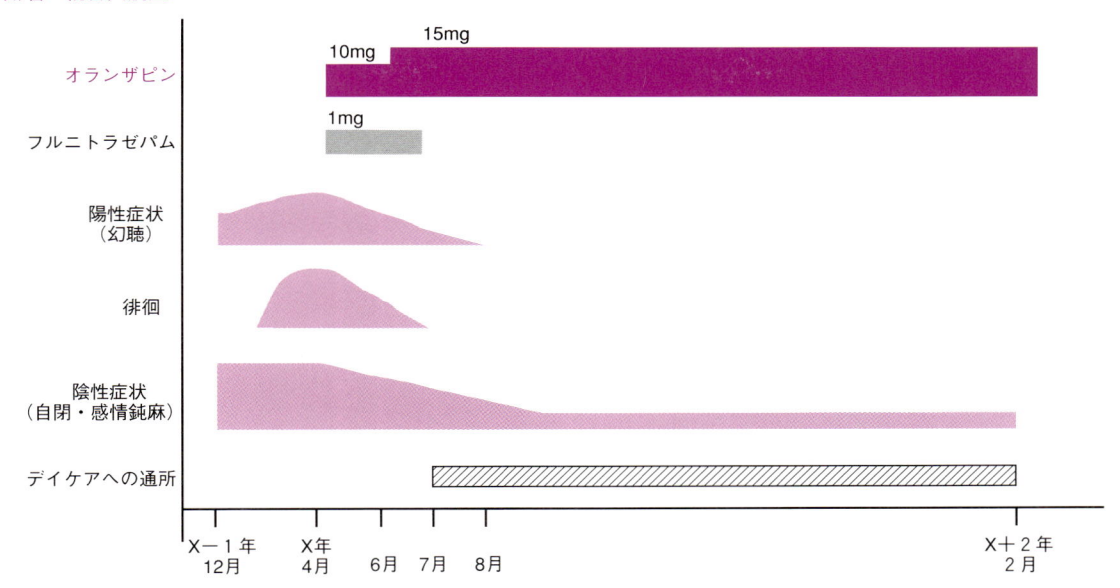

4 陽性症状の改善およびデイケアの導入にオランザピンが有効だった統合失調症の1例 33

症　例：24歳，男性
診断名：統合失調症

オランザピン	10mg	15mg
フルニトラゼパム	1mg	
陽性症状（幻聴）		
徘徊		
陰性症状（自閉・感情鈍麻）		
デイケアへの通所		

X−1年　X年　6月　7月　8月　　　　　　　　　　　　X＋2年
12月　4月　　　　　　　　　　　　　　　　　　　　　2月

生活リズムも整い，デイケアメンバーとも交流できるようになっている。デイケアへの適応状態が良好なことから，次のステップを考えているところである。

不眠は治療早期に改善しており，現在は睡眠薬を服用しなくても，睡眠状態は良好である。錐体外路症状，便秘などの副作用は出現しなかったため，抗パーキンソン病薬や下剤は治療期間を通して必要とせず，現在も服用していない。またオランザピンによる体重増加，高血糖，日中の眠気もない。そのため1日1回2錠（15mg/日）のオランザピンのみの服用で症状は安定しており，コンプライアンスも極めて良好である。

【考察】本例は，陽性症状と陰性症状を併せもった初発の統合失調症ケースである。大声を出して近所を徘徊し，近所から苦情が出され，警察にも保護されていた。そのため，徘徊の原因と推測される幻聴を一刻も早く軽減することが必要と思われた。

薬物療法にあたっては，自閉・感情鈍麻などの陰性症状も存在したことから，オランザピンを選択した。オランザピン10mgによってかなり陽性症状は軽減したが，まだデイケアに通所できず，自宅にて無為自閉的生活を過ごしていた。オランザピン15mgへの増量によって，陽性症状は消失し，デイケアへの通所もできるようになった。

本例のように，発症から受診まで一定期間を経たケースでは，陽性症状の増悪により受診に至った時期（この時期を急性期ととらえてよいと思われる）に，すでに陰性症状を伴っている場合も多い。こうしたケースでは，陽性症状にも陰性症状にも十分な有効性が示されているオランザピンの投与が望ましいと考えられる。

また本例では，陽性症状の推移のみを検討しても，オランザピンの有効性は明らかである。このことから，陽性症状のみが目立ち陰性症状がほとんどないケースであっても，オランザピンは選択すべき薬剤の1つであると考えられる。

オランザピンは，錐体外路系の副作用の発現頻度が低く，また半減期が長いため，1日1回の投与が可能という利点をもっている。オランザピンは，時に体重増加，高血糖，日中の眠気を引き起こす場合があるが，本例のように，体重増加や高血糖がなく，日中の眠気を訴えないケースでは，服用回数，服用錠数ともに少なくてすみ，服用を続けやすい薬剤であると考える。このことは，ひいては断薬による再発を予防するという点でも重要であると考えられる。

統合失調症再燃の急性期症状に オランザピンが有効であった1症例

函館渡辺病院精神科　伊 藤 靖 子

【症例】46歳，女性
【診断名】統合失調症
【家族歴・生活歴】同胞4人中第4子。姉が精神科受診歴あり，自殺している。
【既往歴】特記すべきことなし。
【現病歴】元来，几帳面で頑固な性格であった。大学卒業後，看護師として病院に就職したが，24歳時に学生時代から交際のあった男性と結婚し，一女をもうけた。しかし，次第に夫の暴力行為がエスカレートしていき，また夫の浮気も発覚したため，30歳時に離婚した。

その後，31歳時に再婚し，農家の嫁として家庭に入った。一男をもうけたが，夫が大酒家で時に長女を殴るということもあったため，子どもたちとともに実家のある函館に戻り，間もなく離婚した。

「自分を函館に戻すような何者かの陰謀が働いた」という妄想的言動が目立ち，「死にたい」と部屋に引きこもるようになったため，母に伴われてX－14年2月20日（32歳時），当院を初診した。同年3月8日から4月17日まで当院にて入院治療を受けた。

退院後，通院治療を継続しながら復職を果たした。しかし仕事の負担が重くなると不眠，緊迫感，倦怠感が強まり，職場を変えていた。スルピリド200mgを処方されていたが，眠気が強く仕事に支障が出ると言い，就寝前のみ内服していた。

X－5年12月9日を最後に，外来通院を自己中断した。その頃から再び「職場の院長が何者かに命令されて自分を陥れようとしている」「自分を殺そうとして何者かが盗聴器をつけたりストーカー行為をしている」などと言い出し，退職や解雇により職場を転々とするようになった。

X年8月に退職後は自宅に引きこもりがちな生活を送っていたが，次第に不眠が強まり，また独り言を言ったり急に大声で叫んだりする様子が目立ち，「盗聴器がついている」と言ってテレビを壊すということがあった。長男と暮らしていたが，家事もままならず，食事をとらずに次第に衰弱してきたため，母親がX年11月11日当院に相談し，翌日の同年11月12日，母親，兄に伴われて受診した。

【初診時所見】表情は硬く緊迫した様子で，質問に対してはぶっきらぼうな口調で言葉少なに返答していた。「別に何ともないんですけど，食事はあまりとれません。心配事は，第三国，裏の世界のことだが，国家機密なので，これ以上は言えません」と語り，それ以上の質問に対しては，次第に荒い口調になる状態であった。追跡妄想，易刺激性が認められ，統合失調症の再燃と診断した。入院治療の必要性は一応納得したため，同日任意入院した。

【治療経過】服薬に関し十分な説明を行ったが，「以前治療したときに薬が強すぎて失禁したり呂律が回らなくなった」と強く主張し，入院当日は服薬を拒否した。入院2日目には，眠りが浅かったとのことで，服薬に同意し，オランザピン10mgの処方を開始した。

症　例：46歳，女性
診断名：統合失調症

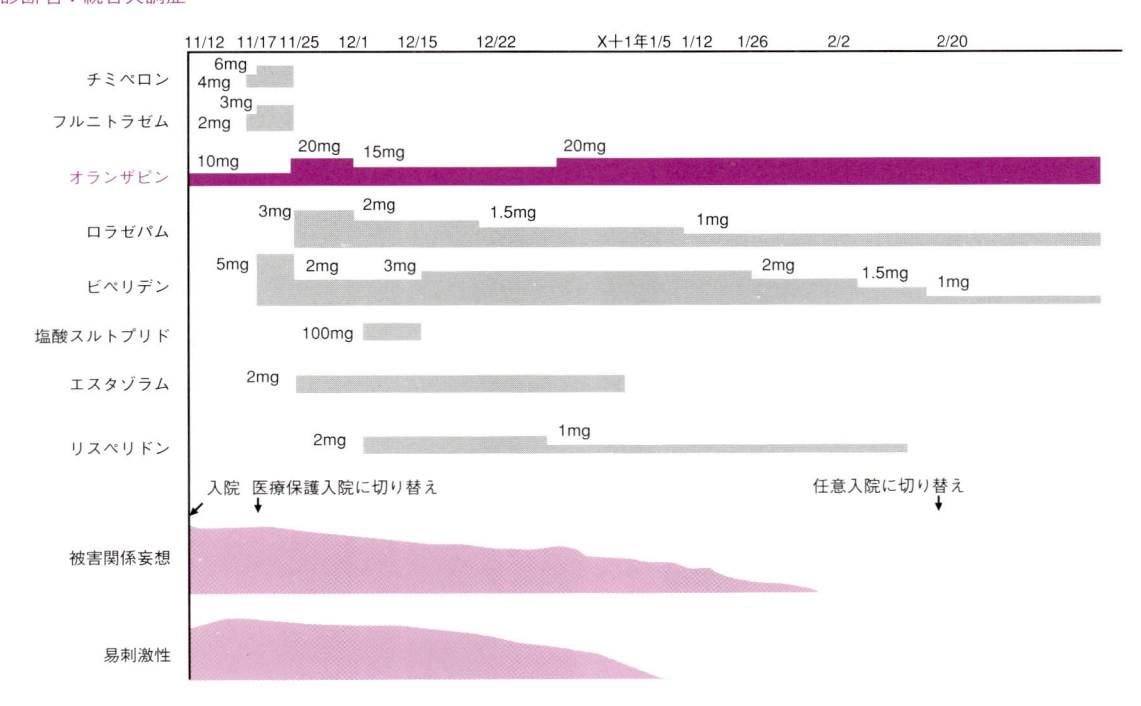

しかし，入院4日目に激しい口調で退院を要求し，薬を吐き出すようになった。「この病院も狙われています。ここにいられません」と追跡妄想が持続し，易刺激性の亢進，精神運動興奮が認められたため，同年11月17日に母親の同意を得，医療保護入院に切り替えた。同時にチミペロン4mg，ビペリデン5mg，フルニトラゼパム2mg点滴静注を開始したが，一時激しい精神運動興奮状態となり，身体拘束を要した。チミペロン6mg，フルニトラゼパム3mgに増量したところ，「隣の患者は○○という宗教信者だ。顔をみればわかる」，「嫌がらせは続いている」などの発言はみられたが，服薬に同意したため，オランザピン20mg，ロラゼパム3mg，ビペリデン2mg，エスタゾラム2mgの処方を開始した。

精神運動興奮，被害的言動は軽快してきたが，テレビに向かっての独語が認められ，また他患や看護婦に対しての過干渉，落ち着きのなさが目立っていた。オランザピンの賦活作用もしくはアカシジアを疑い，オランザピンを15mgへ減量し，塩酸スルトプリド100mg，リスペリドン2mgを追加，ビペリデンを3mgへ増量した。

約1週間で独語，落ち着きのなさは認められなくなったが，眠気が強いため，塩酸スルトプリドを中止し，さらに1週間後にロラゼパムを減量した。行動制限を徐々に緩和したところ，デイケアにも積極的に参加するようになった。

被注察感については否定していたが，12月下旬に「妊娠中の娘の腕にYという入れ墨があるので，本当は誰の子なのかわからない。自分も裏の世界の人にレイプされたが，当時夫の子どもがお腹の中にいたので，大丈夫だった」という，関係妄想などの異常体験と考えられる発言が認められたため，オランザピンを20mgに増量した。

リスペリドンを漸減中止し，ロラゼパムを減量したところ，眠気を訴えることもなくなり，服薬の必要性についても理解しつつある。易刺激性は認められず，被害関係妄想についても「現在はなくなった」と落ち着いて話すようになった。現在も入院中であるが，退院に向けて行動を拡大しつつあり，外出外泊を繰り返している。

【考察】統合失調症の再燃による急性期症例に対

し，入院後薬物療法を開始しようとした。しかし，病識の欠如に加え，前治療薬の副作用（失禁，アカシジア）出現の経験から拒薬が強く，薬物療法の導入が困難であった。チミペロン，フルニトラゼパムの点滴静注を7日間続けるうち，服薬に同意が得られてきた。当初は1日4回の内服であったが，長期的なコンプライアンスを考慮し，1日1回就寝前投与のみでも維持療法ができるオランザピンを主剤として選択した。追跡妄想，関係妄想，易刺激性といった急性期の症状は次第に軽快し，安定した状態で退院に向けて行動の拡大を行っている。

本症例において，副作用と服薬回数の問題がコンプライアンス低下の大きな要因となっていたと考えられる。しかし，現在は副作用の眠気もほとんどみられなくなり，服薬回数も漸減し1回となったところ，薬物療法に対する不満を訴えることはなくなった。そのため，コンプライアンス低下の大きな要因は，ほぼ解決しつつある。よって，以前は自己中断してしまった維持療法にも十分期待がもてるのではないかと考えられる。

退薬による統合失調症再燃の急性期症状において，オランザピンが有効であった1症例を報告した。また，本症例のように，特に拒薬が強い症例に対しては，維持療法を考慮すると，オランザピンが第一選択薬になりうると考えられる。

OLANZAPINE CASE REPORT

6 初発未治療で拒絶の強い症例に対する使用経験

医療法人弘徳会　愛光病院精神科　藤　代　　潤

【症例】23歳，男性
【診断名】統合失調症
【家族歴】明らかな遺伝負因なし。
【既往歴】特記すべきことなし。
【生活歴】2名同胞中の第2子。高校卒業後は無職で，自宅で過ごしていた。
【現病歴】19歳頃から「電磁波」を気にするようになり，送電線の見える自宅の窓を塞ぐなどの行動がみられた。この頃から次第に聴覚過敏症状，幻聴の出現がみられた模様である。また，FBIに見張られているなどの発言も認められ始めた。やがて自閉的となり自室に閉居するようになり，1日中ゲームなどをして過ごしていた。母親が作った食事は一切食べず，家人とはほとんど口をきかなくなり，コンビニの弁当を母親に買ってこさせて食べていた。わけもなくドアをドンドンと叩いたりする行為のほか，空笑も認められた。不潔となり着替えは数ヵ月に一度，入浴は何年もしていない。布団は「不潔だから」と使用せず，そのまま床に横になって寝ていた。トイレに1日中頻回に通い，手洗い行為への執着も認められた。これらのため家人に連れられて当院に外来初診した。

初診来院時，肩を越えて伸び放題の頭髪と無精ひげ，伸び放題の爪をはじめ，不潔さが目立った。表情，対応は硬く，半ば攻撃的であり，担当医の質問に対しては「軍人たちのカルテはどこですか」，「大統領はどうなったんですか。僕は誰なんですか。大統領かもしれない」などと的外れでまとまらない返答であった。疎通性不良で，拒絶が強く，制止を振り切って何度か診察室を出ていこうとした。幻覚妄想状態と判断し入院加療の必要性を繰り返し説くが，全く耳を貸さない状態であった。幻覚妄想と強い拒絶に対し抗精神病薬のその場での内服を勧めたが，やはり協力が得られず，やむを得ず十分安全に配慮しながらハロペリドール，レボメプロマジン，塩酸プロメタジンを筋注し，入院とした。

【入院後の経過】入院当初から著しい幻覚妄想状態ならびに強い拒絶状態を呈し，薬剤はもとより食事，飲水までも一切拒否していた。すでに入院前に自宅でも飲食に関してその状態が長く続いていたため，るいそうを認めた。このため観察室（保護室であって身体管理・処置がしやすいように工夫された当院の施設）に収容したうえ，やむを得ず身体拘束としNG tubeを挿入し経管栄養管理とし，薬剤もそこから投与した。初発未治療の症例であり，糖尿病などの既往歴，家族歴を聴取したのち，速やかな抗幻覚妄想作用を期待してオランザピン10mg/日による抗精神病薬単剤の治療を開始した。

そうしたところ，表面的ではあるが入院後数日から疎通が図れるようになり，本人の意思が言語により表出されるようになった。入院時認められた敵意に関しては，薬剤服用開始後数日よりほとんど消失している。3日後にオランザピンを15mg/日に増量した。オランザピンを20mg/日に増量した頃からは経口でゼリーなどを摂取することができるようになり，患者自ら「具合はよくなりました」などと話すこともあった。しかし，なお表情は硬く乏しく，交流を避ける状態であった。

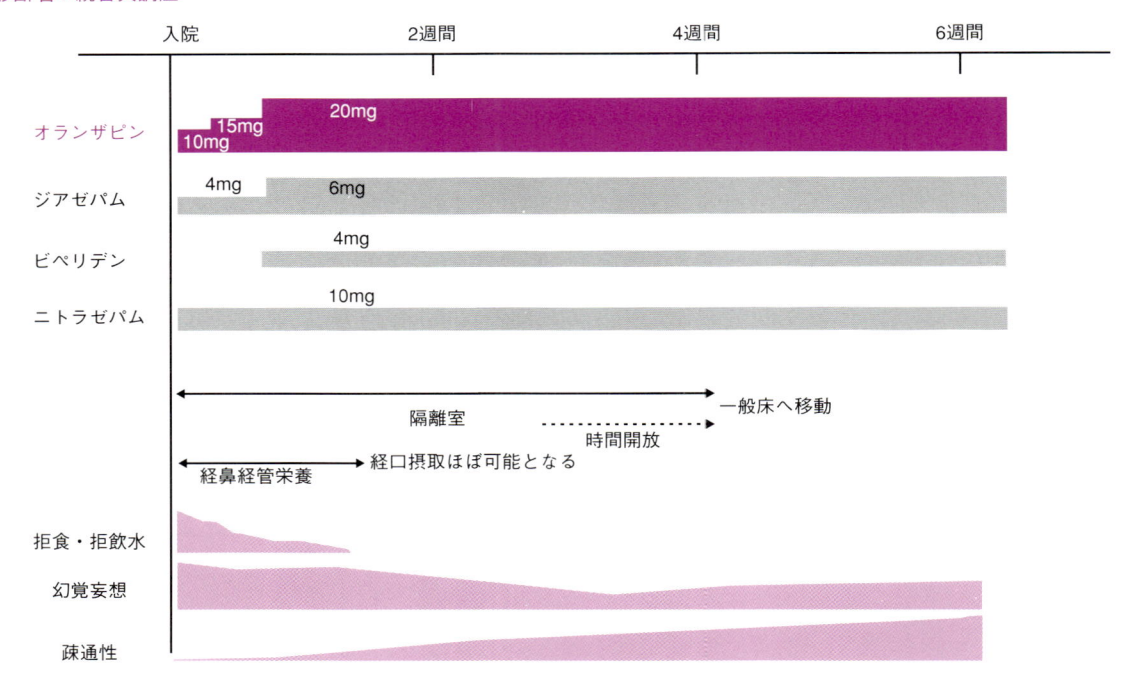

症　例：23歳，男性
診断名：統合失調症

| | 入院 | 2週間 | 4週間 | 6週間 |

オランザピン　10mg → 15mg → 20mg
ジアゼパム　4mg → 6mg
ビペリデン　4mg
ニトラゼパム　10mg

隔離室 → 一般床へ移動
　　　　時間開放

経鼻経管栄養 → 経口摂取ほぼ可能となる

拒食・拒飲水
幻覚妄想
疎通性

　オランザピン投与開始約10日頃から経口での食事摂取がほぼ可能となり，暴力，拒薬なども認めなかったため通常の隔離室対応とし，食事の経口摂取，危険行動，拒薬などがないことを確認し時間開放とし，次第に行動を拡大していった。

　開放時間における一般床での病棟内適応は自閉的ではあるがまずまず良好といえ，両親の面会場面でも疎通は次第に改善，自らの状況を言語化し表出することがスムーズに行えるようになってきているという両親よりの評価であった。この間も興奮，暴力，不穏などはなく，注射はもとより頓服使用などの処置は不要で経過している。

　さらに全面開放としたが一般病室への適応も良好で，他患とのトラブルもなく過ごせている。また，入院前には1日に何十回と手を洗っていたが，そうした行動は持続してはいるものの，回数頻度が軽減し目立たなくなっている。

【考察】初発未治療の統合失調症での急性期治療経過を報告した。未治療例であり，薬剤の選択は今後の治療を左右する重大な決断である。現在，臨床上オランザピン，リスペリドンなどの非定型抗精神病薬が第一選択と考えられるが，本症例でオランザピンを選択した理由として，入院当初より外来治療への移行を意識した点にある。陽性症状に対する効果は当然であるが，長期予後を見越したQOLの確保[1,3]や認知障害に関する利点[2]など，ここでは割愛するが各種報告がすでになされている。こうした点に加え，1日1回投与が可能である点は，コンプライアンス不良という外来治療の宿命的リスクを緩衝する。今後ますます外来治療を念頭におかなくてはならない診療現場にあって，薬剤選択の視点も変化していくものと想像される。

　本症例では急性期諸症状の速やかな改善をみたが，なお内的不穏などは持続していると考えられ，当然のことながら根本的治療はまだその入り口にあるとの印象が強い。しかし本症例に示された急性期の当初1ヵ月での症状改善は，非定型抗精神病薬単剤での急性期治療に十分な可能性と示唆を与えるものであり，症例をさらに重ねての検討に値すると考えられた。

◆文　献

1) 藤井康男, 宮田量治, 村崎光邦他：精神分裂病通院患者へのolanzapine長期投与：QOLを含んだ多様な治療成果の検討. 臨床精神薬理, 3：1083-1096, 2000.
2) Purdon, S. E., Jones, B. D. W., Stip, E. et al.：Neuropsychological change in early phase schizophrenia during 12 months of treatment with olanzapine, risperidone, or haloperidol. Arch. Gen. Psychiatry, 57：249-258, 2000.
3) Revicki, D. A., Genduso, L. A., Hamilton, S. H. et al.：Olanzapine versus Haloperidol in the Treatment of Schizophrenia and Other Psychotic Disorders：Quality of Life and Clinical Outcomes of a Randomized Clinical Trial. Quality of Life Research, 8：417-426, 1999.

オランザピンにより急速に症状が改善し病識の出現した1例

初石病院　細川大雅

【症例】36歳，女性
【診断名】統合失調症
【主症状】興奮，妄想，幻聴，思考障害，解体した会話・行動
【既往歴】特記すべきことなし。
【家族歴】特記すべきことなし。
【生活歴】同胞3人の第2子として出生。発育に特に異常はみられなかった。元来明るく几帳面な性格だったという。
【現病歴】X−17年（19歳）時に，興奮にて発症したというが，未治療のまま経過していた。X−13年（23歳），「世界中を相手に戦っている気分」となり，A病院精神科に約1ヵ月入院したが，退院後は治療を中断していた。その後，国立大学教育学部を6年かけて卒業し，医療事務用品メーカーにX−6年10月まで勤務していた。X−8年5月に結婚し，3子をもうけた。現在は専業主婦である。

X−5年4月頃より不眠が出現し，自責的となり，育児もできなくなった。5月頃からは攻撃的となり，大声で独語したり，突然外に飛び出していったりするようになった。そのため，X−5年5月12日，当院初診となった。

初診時，精神運動興奮，被害関係妄想，易刺激性，支離滅裂な言動，希死念慮がみられ，疎通不良であり，統合失調症が疑われ投薬を受けた。だが，本人は薬物治療には否定的であり，X−5年5月16日の受診を最後に治療を中断し，その後X年に入院となるまで服薬は全くしていなかった。

X年10月末より，近隣の家に石を投げるなどトラブルを起こすようになった。不眠，「近所の人の心の声が聞こえる」という幻聴，「近所の人に監視されている」という妄想，「誰かを殺してしまった。葬式があるから行かないと」と喪服を着て出ていくなどの妄想に基づいた奇異行動，家族への暴力，大声での独語が出現した。そのため，X年11月3日，当院受診となった。

受診時，落ち着かず座っていることができず，会話内容もまとまりを欠いていた。興奮，妄想，幻聴，「問題を解決するためには自分が今日死ななければならない」という希死念慮，解体した思考・行動が認められたため，同日閉鎖病棟に医療保護入院（夫同意）となった。

【入院後経過】入院後，独語しながら徘徊し，主治医をたたくなど，行動はまとまりを欠き，入院第1日目から第4日目まで保護室隔離を要した。隔離中も床の上で泳ぐ真似をするなど，解体した行動がみられた。入院第1日目よりオランザピン10mg，ニトラゼパム5mgの投与を開始した。服薬には否定的であったため，病名を「統合失調症」と告知したうえで服薬の必要性を説明した。入院第2日目，「久しぶりに休めた」との発言がきかれた。「悪いことをしたので反省している。地下鉄サリン事件とか，阪神大震災とか」，「死ななければいけない」との妄想，希死念慮は続いていた。入院第3日目，「原子爆弾が落ちたこと，地下鉄サリン事件が心配」と語った。入院第4日目，「自分が死ぬ日が決まっていると思っていたけれ

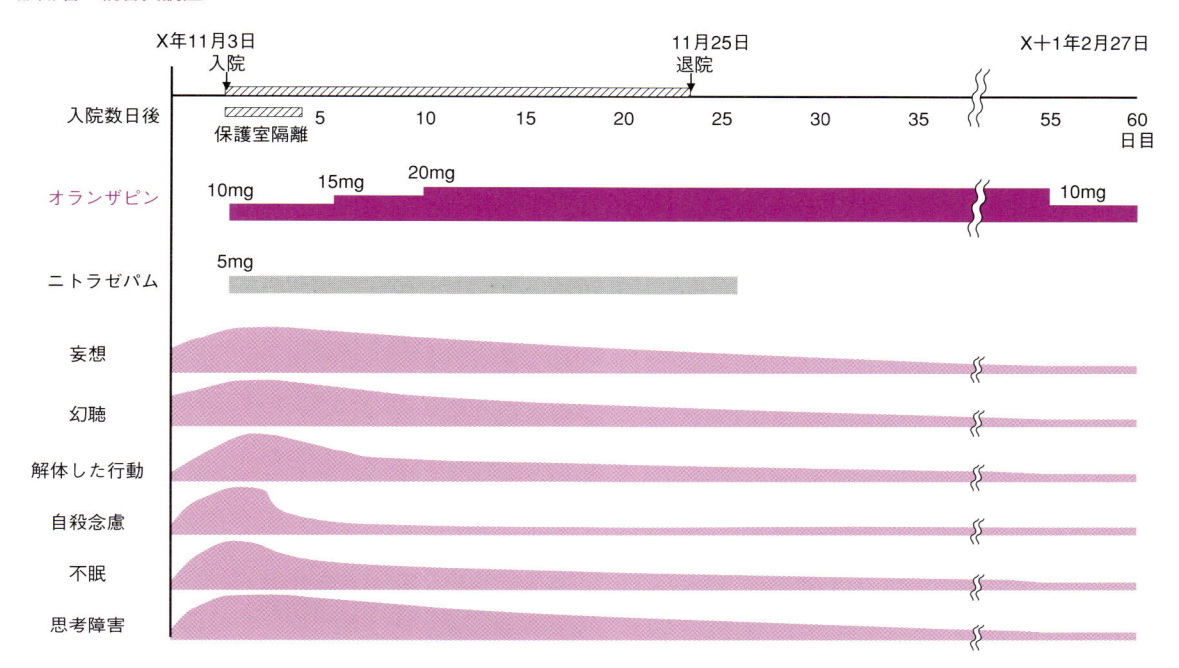

症　例：36歳，女性
診断名：統合失調症

ど，今はもう死にません」，「私は病気だったんですね」と希死念慮が消失し，病識も現れ始めたため，保護室隔離を終了とした。入院第6日目よりオランザピンを15mgに増量した。入院第8日目には「幻聴が弱くなってきた。今までは『お前は事務機器だ』という声が聞こえていた」，「自分はあと1日しか生きられないというせっぱつまった思いがあったけれど，今はなくなった」，「怖い病気ですね」，「日本中を相手に憲法を変えようとしていた。それで近所と喧嘩していた」と，入院前の病的体験を自ら説明するようになった。入院10日目よりオランザピンを20mgに増量した。対人接触も顕著に改善し，他患との交流も多くみられた。

入院第11日目からは本人希望で作業療法を開始し，絵画，書道，スポーツなどに積極的に取り組んでいた。面会した家族に確認したところ，すっかり病前の状態に戻っているとのことだった。本人に服薬の必要性を改めて強調したところ，「オランザピンに関しては抵抗ない」との返事を得た。その後，外出して選挙の投票に出かけたり，自宅への外泊を繰り返した。「自分のことを叱ったり褒めたりする幻聴がまだ少しある。でも頭を素通りさせている」と幻聴や被注察感は若干残存しているものの，それらの症状を自覚しており冷静に対処できていることから，入院第23日目に自宅へ退院となった。

退院時処方はオランザピン20mg，ニトラゼパム5mg。経過中，錐体外路症状を含め，明らかな副作用はみられなかった。体重増加は認められず，血糖値も正常範囲内であった。各種検査で異常はみられなかった。

【退院後経過】退院後は定期的に外来通院を継続している。退院直後は「まわりの音が気になる，まわりの人が自分の噂をしているようで怖い」，「たまにそこにあるものが自分のためにあるような気がしてしまう」，「深刻には受け止めていないけれども幻聴がある」と訴えていたが，じきにそれらの症状は消失した。また，「以前はそれがストーリーになっていた」，「北朝鮮のミサイルが飛んでくることになっていた。そういう妄想の世界の中に生きていた」，「病気のときは生き生きとし

て気分爽快だった。普段抑圧していたものが出てきた感じ」,「生き甲斐があった。楽しかった。自分を中心にほかの反応が起こっている。まわりの人がみんな自分に協力してくれている感じ。自分が頑張れば世界がいい風に変わるという妄想の世界」と入院直前の病的体験を自ら詳細に説明した。「前はなんであんな風に考えたんだろう。ばかみたい。そのときの自分も認めないといけないですね」と,病識もはっきりとみられた。

改めて統合失調症について説明し,本人も病気および長期的な服薬の必要性について理解を示し,治療に積極的に取り組んでいる。なお,不眠は改善したため内服薬は11月28日よりオランザピン20mgのみとし,X+1年2月27日からはオランザピンも減量し10mgのみとしている。現在は意欲もあり,家事,子育てなど主婦業をこなせており,友人と外出するなど活動的である。また,子どもを託児所に預けて作業療法のスポーツを継続している。

【考察】激しい症状を伴い再発,入院となった統合失調症の1例である。本症例は今回入院に至るまでは病気への理解が浅く,薬物療法にも否定的で,長期にわたり服薬をしていなかった。そのため今回は,副作用の面とコンプライアンスを考慮し,1日1回投与で服用に抵抗が少ないと思われるオランザピンを主体として薬物療法を開始した。

本症例は,入院時には暴力行為もみられ,保護室隔離も必要とした激しい症例であったが,オランザピン単剤投与の結果,急速に症状が改善,23日間という短期間で退院し,病前レベルにまで社会復帰することができた。オランザピン投与に際して明らかな副作用はみられず,現在はオランザピン単剤投与につき服用回数は1日1回1錠のみと少ないことが,結果として患者のコンプライアンス向上につながったと思われる。退院後も現在までの病歴の中ではじめて定期的な外来受診,服薬を続けることができている。

加えて重要と考えられたのは,認知機能の改善がみられたと思われたことである。近年使用されるいわゆる非定型抗精神病薬には認知機能の改善効果があるといわれているが[1],明らかな効果を経験したことはあまりなかった。本症例は入院前には病識はなく服薬も拒否していたが,病状改善後,入院前の病的体験を自ら詳細に説明できるようになり,結果として統合失調症という病気について,また服薬の必要性を理解し,はじめて継続的な治療につなぐことができた。患者自身が過去の病的体験について生々しく思い起こし語ることができたのは興味深い。統合失調症において患者自身の病気への理解は非常に重要であり,それがあってこそ,通院や服薬の継続,生活面の改善などに意欲をもって取り組めるであろう。

◆文　献

1) Purdon, S. E., Jones, B. D. W., Slip, E. et al.: Neuropsychological change in early phase schizophrenia during 12 months of treatment with olanzapine, risperidone, or haloperidol. Arch. Gen. Psychiatry, 57：249-258, 2000.

OLANZAPINE CASE REPORT

8 躁状態を呈した難治性統合失調症の1例

相模台病院精神神経科 吉岡正哉

【症例】35歳，男性
【診断名】統合失調症
【家族歴】同胞3名中第1子。精神科的遺伝負因なし。
【現病歴】高校卒。X－14年，20歳頃の発症。発症時，近医を経てK大学病院を紹介され受診し，外来加療を継続した。翌年7月，精神症状が増悪し，T精神科病院に8ヵ月間入院した。以降，X－3年3月までT精神科，その後自宅近くのAメンタルクリニックで外来加療を受けながら，作業所に通所した。

X年4月に陽性症状の再燃・増悪および躁状態を呈したため，S精神科病院にて入院加療を受けた。以降，外来治療を受けたが，同年7月中旬より，多弁，多動，過干渉，幻聴，被害妄想などが再燃・増悪し，同年8月5日，当院精神科に紹介入院となった。

【臨床経過】入院時より，陽性症状のほかに，多動・多弁・過干渉，易刺激性，感情の易変性，特に易怒性を認め，興奮を示しやすく，ほかの入院患者との対人関係構築は困難であったため保護室入室となった。陽性症状などの中心的症状に対し，外来で使用されていたリスペリドンを継続した。陽性症状は入院時より中等度で増悪する傾向にはなく，また，前屈姿勢，軽度の小刻み歩行，手指振戦，筋肉の固縮が軽度〜中等度みられた。アカシジアによる精神症状への影響を軽減するため，塩酸スルトプリド1,200mgを中止，レボメプロマジン400mg*を中止，リスペリドンを6mgから5mgへ減量した。また，躁状態に対しては，入院直後よりクロナゼパム6mg**を加え，さらに，バルプロ酸ナトリウム1,200mg/日を加えた。

入院3週目より精神症状の改善がみられ，保護室から閉鎖病棟の一般病室へ移った。しかし，症状は再燃し，入院5週目より再び保護室を使用した。錐体外路症状が持続し精神症状に影響していると判断し，入院8週目から，前医から継続投与されていたリスペリドンをオランザピンに切り替えた。切り替え後もしばらく陽性症状，認知機能低下，躁状態が持続したため，オランザピンを最高20mgまで使用した。入院18週目からオランザピンを20mgとしたが，錐体外路症状を認めたため徐々に軽減し，12.5mgを維持量とした。陽性症状を中心とした病的体験はオランザピン12.5mgで徐々に改善し，その後は躁状態の改善が治療の中心となった。

補助併用薬のクロナゼパムおよびバルプロ酸ナトリウムの効果が不十分と判断し，入院12週目より炭酸リチウム，カルバマゼピンを補助併用薬として切り替えて使用した。最終的に，入院22週目から，保護室を使用せず，閉鎖病棟の一般病室で過ごせる状態となった。しかし，躁状態の改善が不十分で精神症状に動揺傾向を残した。ゾテピンの併用にて精神症状の動揺が軽減され，現在は併用したゾテピンを減量しているところである。今後，精神症状が安定すれば，外泊を行い，家庭適応を図り退院とする予定である。

【考察】入院当初，抗精神病薬が多剤併用されていたこと（クロルプロマジン換算で約1,600mg）により，患者に錐体外路症状が強くみられた。こ

症　例：35歳，男性
診断名：統合失調症

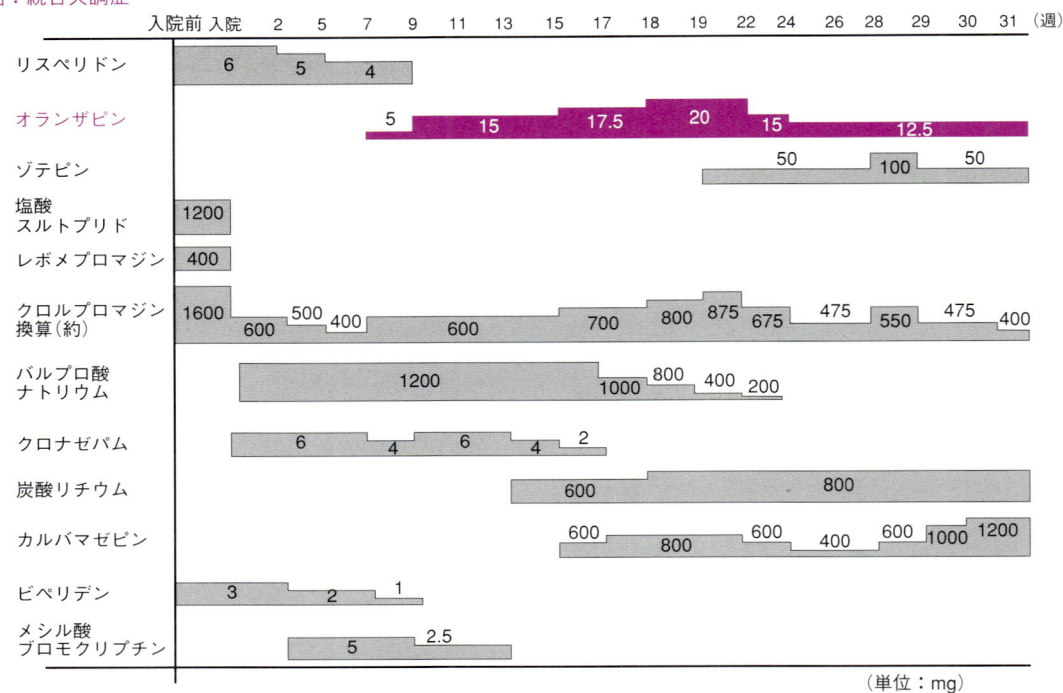

薬剤	入院前	入院	2	5	7	9	11	13	15	17	18	19	22	24	26	28	29	30	31 (週)
リスペリドン		6		5		4													
オランザピン					5		15			17.5		20		15			12.5		
ゾテピン													50		100		50		
塩酸スルトプリド	1200																		
レボメプロマジン	400																		
クロルプロマジン換算（約）	1600	600	500	400		600			700	800	875	675		475	550		475		400
バルプロ酸ナトリウム				1200						1000	800	400	200						
クロナゼパム			6	4		6		4		2									
炭酸リチウム									600			800							
カルバマゼピン									600	800		600	400		600	1000	1200		
ビペリデン		3	2	1															
メシル酸ブロモクリプチン			5	2.5															

（単位：mg）

のため抗精神病薬を非定型単剤（クロルプロマジン換算で約600mg）に変更し，過剰な抗精神病薬使用による精神症状への影響（錐体外路症状による焦燥，二次性の陰性症状など）を鑑別することを念頭においた。

その結果，一時，精神症状が改善されたが，これは錐体外路症状が軽減されただけで，精神症状は根本的には改善されていない状態であったと思われる。そのため，抗幻覚妄想作用，認知機能低下改善，感情安定作用，錐体外路症状の軽減を目的として，治療の中心的薬剤をリスペリドンからオランザピンに切り替えた。オランザピンを最高量の20mg使用した際，このケースでは錐体外路症状を認めた。そのため，維持量まで減量したが，同時に，病的体験が軽減され病的体験が日常生活に影響を及ぼすことはなくなった。しかし，多弁，多動，過干渉，易怒性，易興奮性などを中心とする躁状態が残存した。これらの症状に対して，当初は，バルプロ酸ナトリウムや力価の高いベンゾジアゼピン系薬剤を補助併用薬として用いた。結果的には，十分に効果が出ていなかったため，炭酸リチウムとカルバマゼピンを併用した。両剤は，血中濃度の維持，他薬剤との相互作用，副作用が発現しやすいことなどから，補助併用薬のセカンドラインドラッグとして，バルプロ酸ナトリウムやベンゾジアゼピン系薬剤の次に選択した。

このケースでは，陽性症状，認知障害などの統合失調症の主症状のほかに，躁状態を呈した治療抵抗性のケースと判断する。中心症状に対しては，オランザピン，そのほかの周辺症状に対して補助併用薬を用い治療を行ったが，難治で症状改善と症状安定の維持に苦慮したケースであった。抗精神病薬は原則単剤治療とし，その選択した薬剤の効果や副作用が把握できるよう努めた。

＊レボメプロマジンの用法・用量は，「通常成人1日25〜200mgを分割経口投与」となっています。
＊＊クロナゼパムの用法・用量は，「成人，小児は，初回量1日0.5〜1mgを1〜3回に分割経口投与。症状に応じて徐々に増量」となっています。

OLANZAPINE CASE REPORT

他害行動を伴う幻覚妄想状態が早期に改善した1例
－オランザピン高用量を用いた治療導入－

好生館病院　藤田和幸

【症例】40歳，男性
【診断名】統合失調症（妄想型）
【家族歴】精神医学的遺伝負因は認めない。
【生活歴】出生時に特記すべきことなく，発育は順調であった。学生時代は内向的で穏やかな性格であったという。中学校を卒業後，専門学校に入学したが1年で中退した。成績は普通であったという。その後，職場を数年ごとに転々とし，この数年間は家にひきこもり就労していなかったという。家族によれば，近年は気分変動が大きく人間関係が長続きしなかったという。結婚歴はない。
【現病歴】パートタイムの仕事に従事していたが，X年，解雇された後は気分の変動がさらに大きくなり，些細なことでイライラするようになった。特に物音に対して過度に敏感となり，外出を避け，独語・空笑が認められていたという。X＋2年，他害行動を機に当院を受診し入院となった。
【初診時】本人は「Pは自分たち家族を目の敵にして，音を使ってさんざんひどいことをしてきた。頭の中に〇〇という言葉を伝えてくる。音とともにPの悪意がはっきりと見えたため殴ったのだ。Pが悪いのになぜ自分がここに連れてこられたのか理解できない」と語った。被害関係妄想，被害的内容の幻声を認め，それらによって近年の生活状況は著しく障害されていたため，同日強制入院となった。
【入院後経過】入院時に大きな抵抗はなく急性期閉鎖病棟へ入室したが，病識は欠如していた。「テレビの中の人が自分に声をかけたり自分の身体の中に入り込む」と硬い表情で訴え，落ち着かない様子で焦燥感が認められたため，毎食後にジアゼパム15mg/日を分割投与し，眠前にオランザピン10mg/日，バルプロ酸ナトリウム300mg/日を，重度の不眠，昼夜逆転傾向が続いていたため，ブロチゾラム0.25mg/日，塩酸クロルプロマジン・塩酸プロメタジン・フェノバルビタールの配合剤1錠の投与を開始した。

入院時血液生化学検査で特記すべきことはなく，空腹時血糖は85mg/dL，BMI（body mass index）は23であった。

その後数日間，「Pのせいでここに連れてこられたのか」，「音に支配された生活，音のせいで食べなくても食べたことになってしまう」などと語り幻覚妄想状態が持続していたため，入院5日目からオランザピンを20mg/日，バルプロ酸ナトリウムを500mg/日に増量した。

入院6日目，突発的暴力を認めたため，リスペリドン液3mLを投与した後，隔離治療を開始し，同日夜からバルプロ酸ナトリウムを800mg/日に増量した。

入院7日目，「昨日は自分が悪かったです。Pが関係しているのでしかたがなかったのです」と主治医に語った。主治医に対しては比較的落ち着いて話せるものの，言動は幻覚妄想に左右されており，Pの声がするといらつくと訴えた。

入院8日目，幻覚妄想はいくらか改善したが，表情は時に厳しくなり落ち着かない言動が認められたため，バルプロ酸ナトリウムを1000mg/日に増量した。

入院8〜10日は看護師と主治医が本人の話を聞

46　第2部　Olanzapine Case Report

症　例：40代前半，男性
診断名：統合失調症（妄想型）

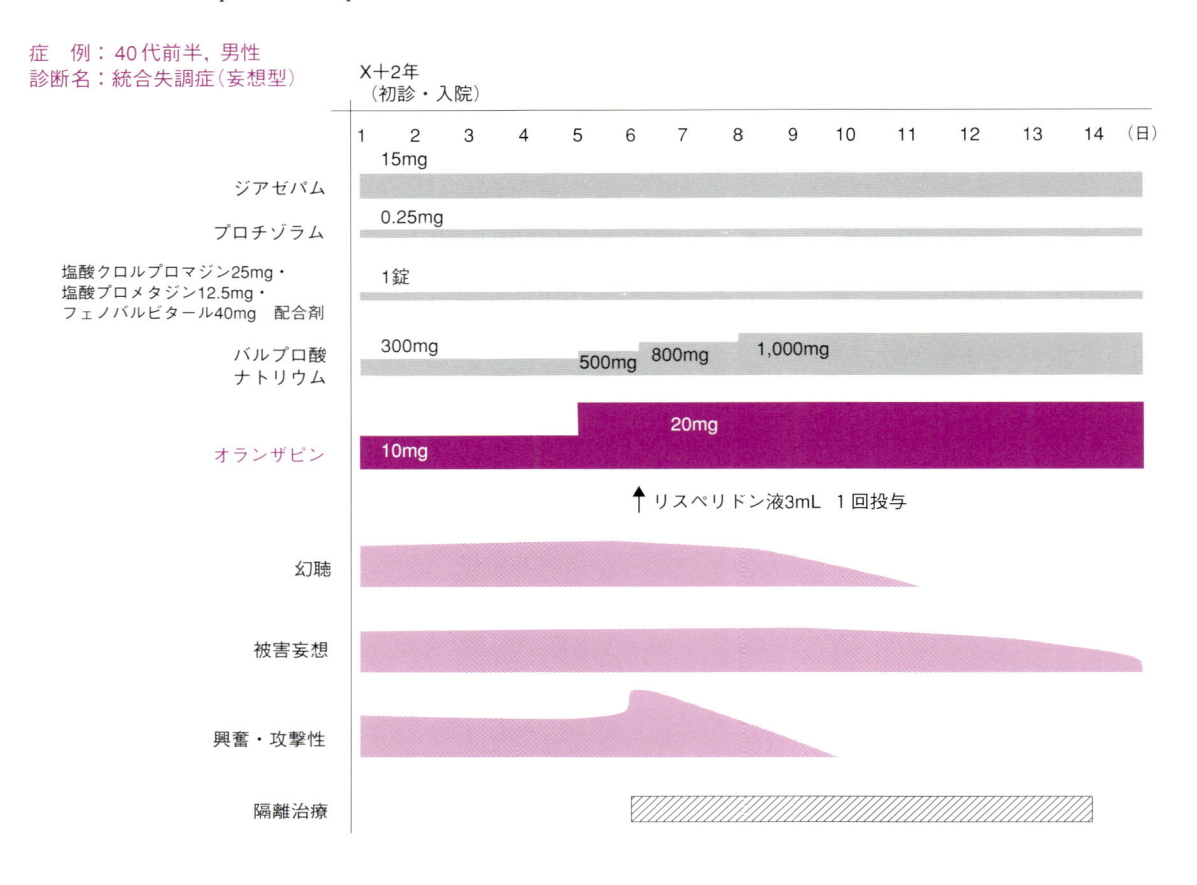

X＋2年
（初診・入院）

| | 1 | 2 | 3 | 4 | 5 | 6 | 7 | 8 | 9 | 10 | 11 | 12 | 13 | 14 | （日） |

ジアゼパム　15mg
プロチゾラム　0.25mg
塩酸クロルプロマジン25mg・塩酸プロメタジン12.5mg・フェノバルビタール40mg　配合剤　1錠
バルプロ酸ナトリウム　300mg　500mg　800mg　1,000mg
オランザピン　10mg　20mg
↑リスペリドン液3mL　1回投与

幻聴
被害妄想
興奮・攻撃性
隔離治療

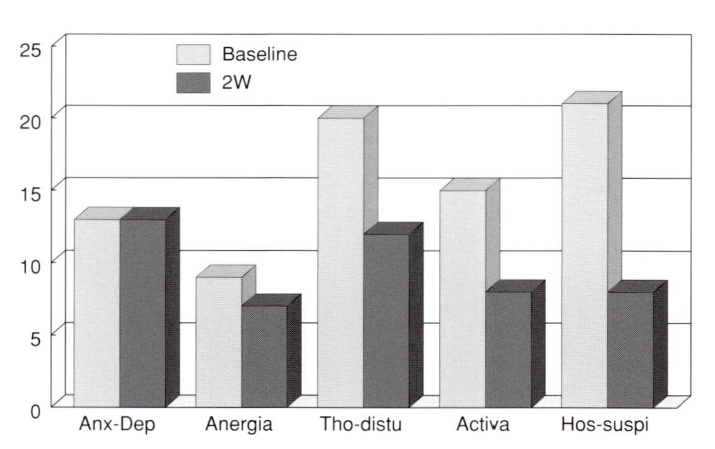

Anx-Dep：身体的懸念，不安，罪責感，抑うつ気分
Anergia：接触性減退，運動抑制，感情鈍麻，失見当識
Tho-distu：思考解体，誇大性，幻覚体験，異常な思考内容
Activa：緊張，衒奇症と奇妙な行動，興奮
Hos-suspi：敵意，猜疑心，非協調性

図1　オランザピン治療前後のBPRS値の変化

くことに努め，次第に入院治療を受け入れる言動がみられ始めた。

入院11日目，表情は和らぎ，言動に危な気な様子がなくなった。本人は「この2日間嫌な声がしなくなりました」と語った。

入院12日目，幻覚体験の再燃は認められず，「自分でも嘘のように落ち着きました。迷惑をかけた方に謝りたい」と思考過程の安定化を認めた。

入院14日目，幻覚体験は再燃せず，安定した言動が続いたことを確認し隔離治療を終了した。

その後も病棟内において精神状態は安定していた。他の患者や職員に対する態度は平静で，本来の穏やかさを取り戻し，外泊を繰り返した後に退院した。約2ヵ月間の入院期間中に錐体外路症状の出現は認められず，抗パーキンソン薬の併用は必要なかった。入院期間を通してその他の明らかな有害事象は認められなかった。空腹時血糖値およびBMIは変動を認めなかった。

【考察】本症例はこれまで未治療であった妄想型統合失調症で，数年間のひきこもりが続いていたが他害行動を機に当院へ入院となり，入院初期に比較的高用量のオランザピンを投与することで幻覚体験が早期に消退した結果，突発的暴力行動は抑制され，本来の穏やかな性格を取り戻したオランザピン有効例である。

症例の突発的暴力行為はいずれも被害妄想および被害的内容の幻声を引き金として生じている。入院後に生じた暴力行為を本人は後になって追想し，実際に話していた相手とは全く関わりのないこと，Pの声が邪魔をしていらだち，何かをされそうに感じ馬鹿にされたと思ったら自分の手が動いていたと語った。本症例はこれまで治療の経験がなく病識は欠如し，入院前および入院初期は病的体験を家族や病棟スタッフに有効な形で言語化できず，幻覚妄想に翻弄され，周囲の音や表情を妄想的に解釈し，急激に生じる怒りは加害行動へと発展し，本人自身では全く抑えることができなかったのである。

焦燥感や暴力行動に対するオランザピンの有効性を示した報告[2]，治療初期のオランザピン高用量投与が副作用の出現なしに焦燥感や興奮を早期に鎮静化したとの報告[1]がある。本症例では入院当日からオランザピン10mg/日で開始し，入院5日目に20mg/日へと増量したが，入院6日目に突発的暴力行為が出現したため，単回ではあったがリスペリドンの液剤を使用し，その後バルプロ酸ナトリウムを増量する必要があった。幻聴が治まったことで被害妄想を意識することもなくなり，気分が平穏になったと本症例では述懐され，衝動行為の消失はオランザピンの抗精神病効果が奏効したと思われるが，Bakerらの報告[1]を参考にすると，本症例における投薬スケジュールよりさらに速いペースでオランザピンの投与量を引き上げることで入院後の他害行動は抑制できたのかもしれない。また，バルプロ酸ナトリウムを併用し適度な鎮静を保ちながら入院治療の意味やオランザピン服薬の必要性を本人に幾度かに分けて説明したことは，その後の服薬遵守を高めるのに有効であったと思われる。

◆文　　献

1) Baker, R. W. et al.: Effectiveness of rapid initial dose escalation of up to forty milligrams per day of oral olanzapine in acute agitation. J. Clin. Psychopharmacol., 23(4): 342-348, 2003.

2) Kinon, B. J. et al.: Effective resolution with olanzapine of acute presentation of behavioral agitation and positive psychotic symptoms in schizophrenia. J. Clin. Psychiatry, 62(2): 17-21, 2001.

⑩ オランザピンが奏効した急性期統合失調症の1症例

永寿会　恩方病院　堤　祐一郎

【症例】22歳，男性
【診断名】統合失調症
【病前性格】おとなしく，内向的。目立った反抗期もなかった。
【既往歴・家族歴】父系のおじに精神科病院入院歴があるものあり。詳細は不明。
【生活歴】同胞2人の第2子，長男。現役で某大学に入学するも3年次留年。現在に至る。
【現病歴】X-1年8月頃から気分の落ち込みがみられ，9月，自宅に引きこもり傾向となり大学不登校。家族との会話も少なくなった。X年3月大学留年決定。同3月末に一人暮らしをしたいと言い，4月にアパートに引っ越す。

X年4月8日，バイクを運転中，トラックと接触事故あり。腰部を打撲し，X年4月10日，近医を受診したが，レントゲン撮影時，突然に怒りだしたりの精神運動興奮がみられ，診察を拒否した。その後も数日間，同院に対して被害的な言動が続き，病院の写真をとるなどの行動がみられた。X年4月17日，親に何度も電話をし，「僕はどうしたらいいの」と繰り返しては電話を切るなど，言動がまとまらなかった。

X年4月18日，地下鉄某駅構内の改札を飛び越えて入り，奇声を発しながらポスターを剥がしてまわるなどの奇異な行動と興奮状態のため，警察に保護された。署内でも意味不明な内容の話をし，「死にたい」と大声で叫び，突然，全裸になり自慰行為を行うなどの奇異な言動を認め，X年4月19日，精神運動興奮状態のため当院に措置入院となった。

【初診時現症】衣類および皮膚はうすよごれ，不潔な印象あり。眉間にしわを寄せ，時に凝視し，空笑いする。「去年から落ち込んでいた，引越しをしてからよけいおかしくなった」，「怒りが爆発すると違う自分が出てきて，したくないことをさせられる」，「おば，祖父の霊が乗り移る」「走る車からヒップホップが出てくる」，「最近，夜中じゅう歩き回っていた」，「まわりの態度が急に冷たくなった」，「今の気分はあいつを殺してやればという気持ち」などと述べ，作為体験・被害関係妄想・自我障害・衝動性亢進・他害行為のおそれなどがみられた。

【治療経過】入院時，表1（次ページ）のような陽性症状群，陰性症状群，不安・抑うつ症状群を認めた。オランザピン10mg，ロラゼパム1mgを夕方1回投与とした（図中A）。

第3病日，「外の世界がまだ怖いです」，「男の人の声で聞こえてきます」と外界に対する不安や恐怖感および幻聴を認めたが，精神運動興奮状態は軽減したため，隔離室は解除となる。オランザピン20mg，ロラゼパム1mgを眠前に投与（図中B）。

第4病日，「だいぶ落ち着いてきました，怒りがなくなってきました」，「見張られている感じがありました。今も外界に対して不安感や違和感があります」，「他人が自分を見て携帯電話を操作していた。写真をとられたのは許せないです」，「自分のことについて噂しています。自分のことが外に漏れているみたい」と話し，精神運動興奮や衝動性はみられず，自我障害などの病的体験を落ち着いて述べた（図中C）。

症　例：22歳，男性
診断名：統合失調症

| X年入院 | 第3病日 | 第4病日 | 第8病日 | 第15病日 | 第18病日 | 第42病日 | 退院 |

オランザピン：10mg → 20mg → 15mg → 10mg
ロラゼパム：1mg → 0.5mg

症状　A　B　C　D　E　F

精神運動興奮
被害関係妄想
幻聴

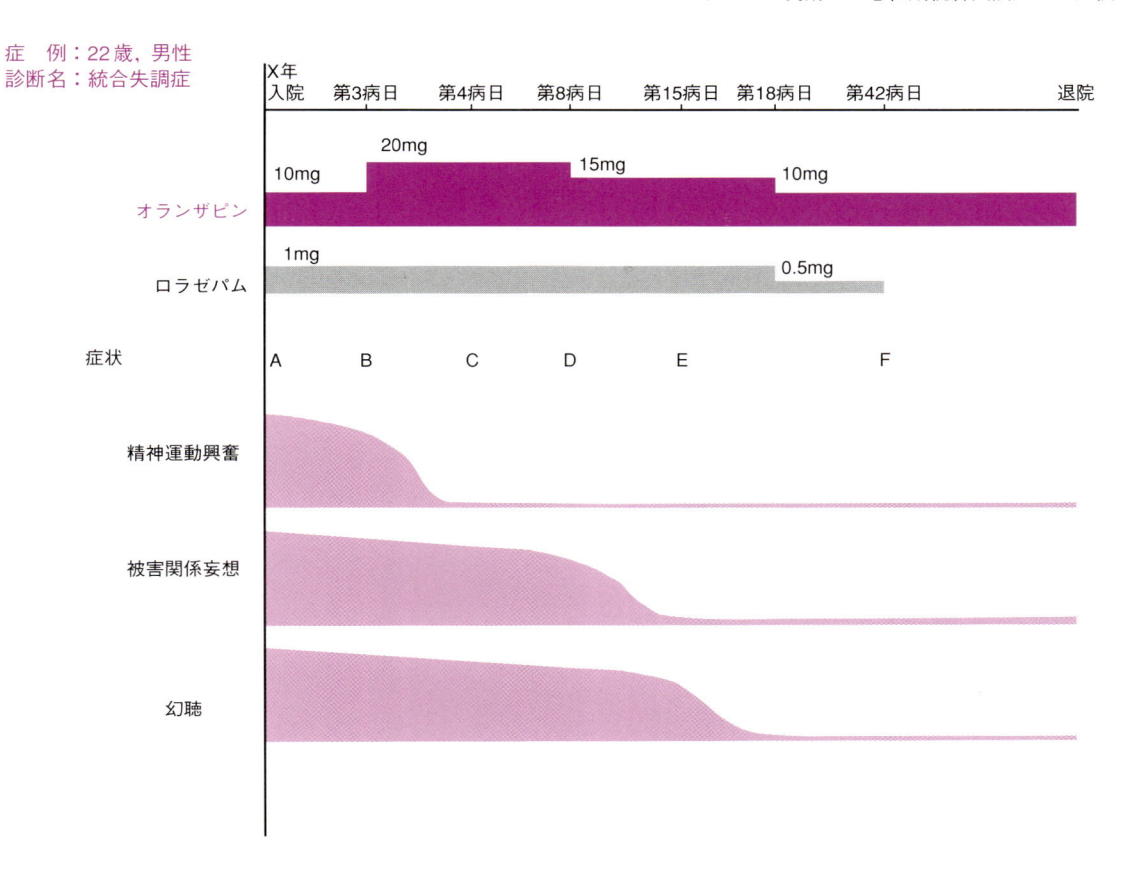

表1　オランザピン投与前後のPANSS経時変化

観察項目		投与前	6週後
陽性症状	妄想	6	2
	概念の統合障害	7	3
	幻覚	7	1
	興奮	5	1
陰性症状	情動の平板化	6	3
	感情的引きこもり	6	3
	疎通性の障害	5	2
	受動性／意欲低下による社会的引きこもり	7	3
不安・抑うつ	心気症	3	1
	不安	6	2
	緊張	6	1
	抑うつ気分	6	2
その他	空腹時血糖値（mg/dL）	105	91
	体重（kg）	55	55
	BMI	21.1	21.4

第8病日,「聞こえてくる声はあまり感じなくなった」,「怒りが生じると声がありますが,夜はよく眠れます」と話す。幻聴体験の軽減と十分な睡眠効果を認めたため,オランザピンを15mgに減量投与とした(図中D)。

第15病日,「頭の中の音や声はないです。怒りや外の怖い感じは全然ないです」,「なぜ病院にいるか,わかっています。そのことは治ったので,同じような行動を繰り返すようなことはないと思います。1年くらい前から後ろ向きな考え方でした。今は楽しい気持ちです」と幻聴や外界への恐怖感を否定し,抑うつ気分の改善も認めた(図中E)。

第18病日,軽度の倦怠感がみられたため,オランザピン10mg,ロラゼパム0.5mgに減量した。

第42病日,「外出したが人の視線は気にならなかった」,「大学に行きたい,友人に会いたい」と述べ,視線恐怖や被害妄想はみられず,復学の希望を述べるなど表情の明るさを取り戻した(図中F)。

その後,数回の外泊を経て退院となった。

【考察】

急性期統合失調症の精神症状と問題行動

急性期の精神症状には,精神興奮,易刺激性,不安・焦燥感,緊張症状,幻覚・妄想,支離滅裂思考,抑うつ症状,自殺念慮などの代表的な症状群があり,それに伴った問題行動群として,運動興奮,他害行為,自傷行為,自殺企図群などがある。精神症状も,一過性の症状群と持続性の症状群があり,問題行動の多くは一過性である。そして前景にある一過性の症状の程度と統合失調症の重症度とは無関係である。治療の経過において,精神運動興奮状態の終息後も認められる持続性の症状群は統合失調症の中核的症状群であり,前者の状態や症状群は一時的な周辺症状と考えられよう。

統合失調症の急性期病像の特徴

統合失調症の急性期病像として,表面に目立つものは陽性症状であるが,中核症状群として陰性症状,認知障害,感情障害をもち合わせている。このような統合失調症の急性期病像に対しては,最短の治療期間で寛解することが期待される。ところが,定型抗精神病薬を使用すると,精神運動興奮や不安,agitationを中心とした周辺症状はなかなかおさまらず,中核症状に対しても治療反応性や早期の随伴症状が問題となり,これらが急性期の病像をさまざまに修飾したり,あるいは中枢性の認知機能障害などを起こす可能性があろう[1]。

急性期統合失調症とオランザピン

これからの統合失調症の薬物療法として,第1に病像により適した薬剤の選択である。陽性症状にあまりとらわれることなく,バランスのよい治療法を考えなければならない。患者が苦痛に思うEPS,抗コリン性の副作用,あるいは中枢性の認知機能障害など,有害事象の最小化が求められ,さらに患者の立場に立った1日1回か2回,しかも単剤での処方組み立てが基本と考えられる。

急性期統合失調症患者に対するオランザピン治療有効例を提示した。統合失調症急性期病像としての陽性症状,陰性症状,認知機能障害,抑うつ症状の各症状群に対して,オランザピンには十分な治療反応性が認められる。特に激越症状が著しい病像に対しては,ベンゾジアゼピン系薬剤のロラゼパムを一時的に併用することにより,急性期統合失調症患者の周辺症状および中核症状を比較的早期に軽減させ,EPSやその他の有害事象を最小にすることが可能である。オランザピンは統合失調症患者の急性期病像に対して,ファーストラインとして使用可能な薬剤であった。

◆文　献

1) 堤祐一郎:統合失調症急性期対応の変革－新しいストラテジーの実践. 臨床精神薬理, 6:623-635, 2003.

OLANZAPINE CASE REPORT

11 統合失調症急性期におけるオランザピンの効果

宮城県立精神医療センター（現 小泉クリニック）　小　泉　　潤

【症例】19歳，女性
【診断名】統合失調症
【家族歴・生育歴】両親と弟の4人家族。父は病気で入院中。母はパート勤務。弟は高校生。

　本人歴に特記すべきことはない。もともと，内向的な性格という。地元の高校を卒業し，近くの職場でアルバイトをしていた。中学，高校時代，部活などのストレスから一時不登校になったことがあるが，これまで精神科受診歴はない。
【病歴】X年Y月Z日頃から，不安感，焦燥感，恐怖感が出現した。食欲はあるものの，食べられず，夜も眠れない。次第に悪化し，Z＋3日には，身体をがたがた震わし，過呼吸となった。このため，近くの公立病院内科を受診した。病院では，ジアゼパム5mg筋注でやや落ち着いたため，ジアゼパム6mg/日3分服を処方され，精神科への紹介状をもらって帰宅した。

　しかし，飲んだら死ぬのではないかという恐怖感から服薬できず，不安感，焦燥感，恐怖感が増悪し，自殺企図がみられた。そのため，家族が救急車を要請し，Z＋3日深夜に再度受診した。内服困難なため，22時50分，ジアゼパム5mg筋注，23時50分，ハロペリドール2.5mg筋注にて短時間睡眠が得られた。Z＋4日10時にジアゼパム2mgを内服。精神科的治療のため，救急当番病院の精神医療センターに紹介され，救急車で搬送された。
【治療経過】Y月Z＋4日12時45分，母親，弟，内科看護師，救急隊員に付き添われて来院した。緊張し，不安で，おびえた表情がみられた。問診すると，殺されるのではないかという恐怖があり，以下のように語った。
（以下，＜　＞は主治医，「　」は本人）
　＜昨日はどうしたのか＞「体が震えた」
　＜夜は眠れるか＞「眠れない。ちょっと前から，一人になってしまうのでないかと不安。元に戻れないのではないかと（不安）」
　＜見られている感じがするか＞（うなずく）
　＜監視されているか＞（うなずく）
　＜悪口を言われるか＞「それもある。笑われているのでないかと（思う）」
　＜殺すとか聞こえるか＞「死ぬのでないかと思ってしまう」
　＜噂が聞こえるか＞（うなずく）
　＜自分が変わってしまうか＞「うん。立ち直れないのではないか」
　＜気が狂いそうか＞「うん」
　＜いつからか＞「ちょっと前から」
　＜きっかけは？＞「人に会うのが嫌になって，一人でいるようになって」
　＜食欲は？＞「今はない。今日の昼は食べた」
　＜便通は？＞「ある」

　母親は，次のように説明した。「2〜3日前からおかしくなった。ふさぎがちで，不眠，震えがあり，『周囲の人が自分を笑っている』，『悪いことをしたから，周りの人に謝らないといけない』，『生きていけない』と言って，刃物を捜したりした。それで病院に行った」

　職場でのストレス，父親の病気入院などの問題が背景にあり，ここ1週間内に発症した統合失調

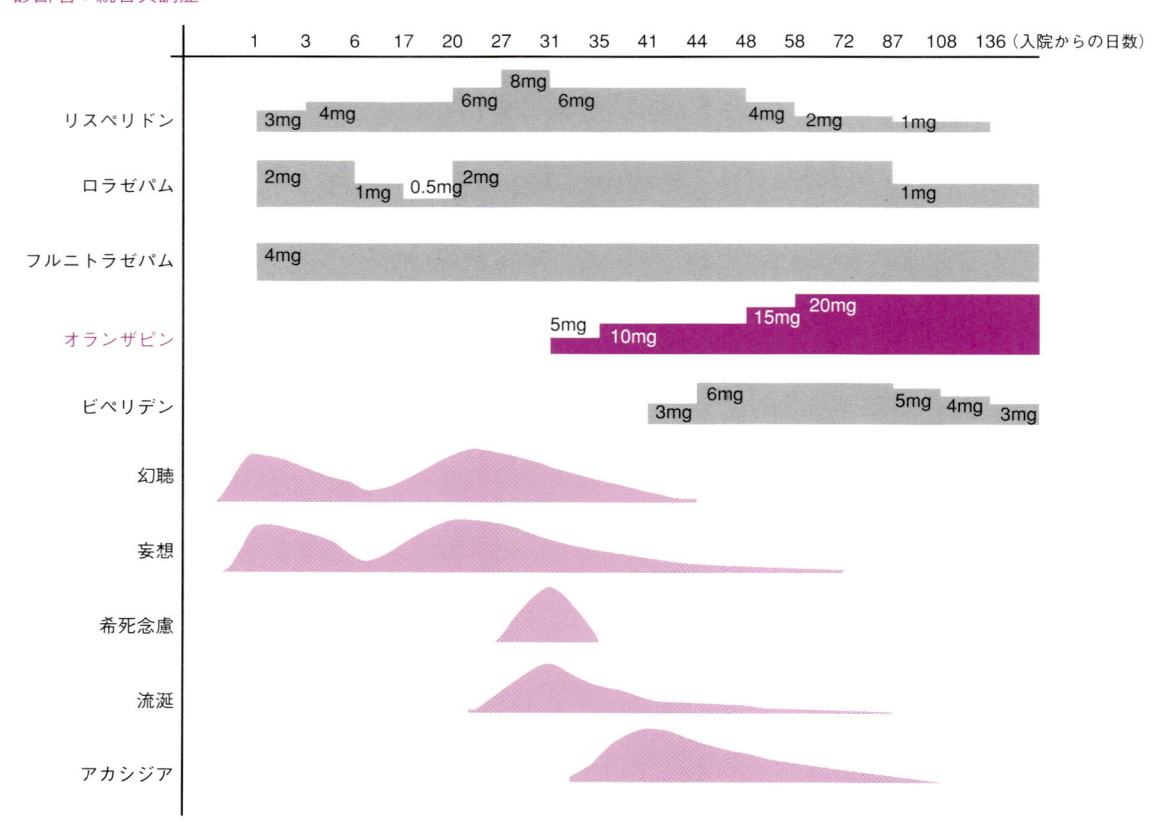

症　例：19歳，女性
診断名：統合失調症

| | 1 | 3 | 6 | 17 | 20 | 27 | 31 | 35 | 41 | 44 | 48 | 58 | 72 | 87 | 108 | 136 （入院からの日数） |

リスペリドン　3mg　4mg　6mg　8mg　6mg　4mg　2mg　1mg
ロラゼパム　2mg　1mg　0.5mg　2mg　1mg
フルニトラゼパム　4mg
オランザピン　5mg　10mg　15mg　20mg
ビペリデン　3mg　6mg　5mg　4mg　3mg

幻聴
妄想
希死念慮
流涎
アカシジア

症と診断した。幻聴，被害・関係妄想，発狂恐怖があり，殺されるのではないかとおびえている。不眠で，食事も十分とれていない。薬が怖いと服薬しない可能性があり，自殺のおそれもあるので，救急棟に医療保護入院とした。本人および家族には，統合失調症の可能性があること，自殺防止を行い，落ち着いて治療が受けられるようになるまで1～2ヵ月程度の入院が必要であることを説明した。

【入院後の経過】
- 1日目：救急棟個室，施錠。リスペリドン3mg*，ロラゼパム2mg，フルニトラゼパム4mg**投与。
- 2日目：生理になる。「みんなに知られているような気がする」，「怖い，殺されるのではないか」というおびえと，気が狂ってしまうのではないかという不安がある。生化学検査，末梢血検査に異常なし。
- 3日目：悲観的な言動がある。薬も疑いの目で見て，看護師の促しでやっと服用。睡眠はとれている。リスペリドンを4mgに増量。
- 5日目：幻聴は少なくなった。まわりが気になる。見られている感じがある。薬で死んでしまうのではないかと思う。身体のふらつきがある。ロラゼパムを減量する。
- 6日目：ぼーっとしている。入院後はじめての排便あり。母親に病状を説明する。ロラゼパムを1mgに減量。
- 8日目：幻聴あり。母親が来ているのでないかと，看護師に聞く。「私のせいで迷惑かけている」と関係的。ふらつきがある。
- 10日目：大分すっきりしてきた。
- 11日目：「怖くなくなってきた」，「聞こえなくなった」と語り，大分改善してきている。統合失調症について説明。女子病棟への転棟の可能

性も説明する。
- 12日目：「夜は眠れる。気分も大丈夫」と話す。
- 13日目：母親来院。本人および母親に，パンフレットを使用して再度病気の説明をする。女子病棟を見学する。「広くて，にぎやかでびっくりした」と言う。女子閉鎖病棟4床室に転棟する。
- 16日目：「眠気以外は特に問題はない」，「病棟はにぎやかであるが，特に困ることもない」と話す。ロラゼパムを減量する。
- 17日目：父親と母親が面会に来る。眠気はまだあり，目のかすみがある。ロラゼパムを0.5mgに減量する。
- 18日目：夜間，「悪口を言われている。まわりが怖い」と訴える。妄想的なので，レボメプロマジンを25mg筋注。
- 20日目：「周囲が怖い」と，不安感，恐怖感を訴える。「前と同じになった。同じ名前の人がいて，何か言われているのでないかと思ってしまった」と語り，幻聴，被害・関係妄想が認められる。リスペリドンを6mg，ロラゼパムを2mgに増量する。夜間，レボメプロマジン25mgを筋注。
- 23日目：「周囲が気になる」，「食事も食べられなくなった」，「自分が悪いことしているような気がする」，「救急棟のほうが落ち着く気がする。4人部屋は気を使う」と話す。救急棟へ転棟となる。
- 24日目：「昨夜はだいたい眠った。寂しい」と涙を流して看護師に訴える。
- 25日目：「急に退院したくなった。前に戻ってつらくて。迷惑かけてすみません」，「治らないのではないかと不安になっている」と言うので，必ず治ると保証した。
- 26日目：幻聴活発で，独語しつつ部屋を徘徊する。「死ね」と聞こえてきてつらいと訴える。ハロペリドールを5mg静注．
- 27日目：リスペリドンを8mgに増量する。
- 28日目：ベルトをもって首吊りするような行動があり，隔離室に転室する。
- 29日目：ベッドから落ちる行動がある。観察室に転室する。体幹抑制，微熱あり。食事をとらないため，点滴1,000ml。流涎が激しく，排尿も困難のため，リスペリドン6mgに減量する。
- 30日目：流涎は改善する。
- 31日目：オランザピンを5mg追加。自殺などしないから，ベルトをはずして，もとの部屋に戻りたいと希望する。日中ベルトをはずして，状態を観察する。午後隔離室に転室。
- 34日目：「迷惑かけて」と罪責的。個室に転室する。
- 35日目：オランザピンを10mgに増量する。
- 37日目：入院4週目のカンファレンスで，以下のことを確認する。①オランザピン10mg，リスペリドン6mgで有効のようなので継続する。②今回は改善しても，救急棟から移さず維持したい。③母親に対して，ケースワーカーから医療費の指導を行う。
- 38日目：大分落ち着いている。日中やや眠気がある。
- 39日目：回復傾向にある。
- 41日目：「身体がだるくて，眠気がある」，「昨日ソワソワ（じっとしていられない，歩きたくなる感じ）があり，臨時薬を飲んだ」，「上の階（女子病棟）が気になる。名前を呼ばれているような気がする」と話す。アカシジア，幻聴あり。ビペリデンを3mg/日追加する。
- 44日目：アカシジアあり，ビペリデンを6mgに増量する。
- 45日目：「まだソワソワ感ある」，「上が気になる」
- 46日目：母親が面会に来る。「家に帰りたい」と泣いている。「夜になると上の階からの声が聞こえる」と言う。
- 48日目：「目はかすまない」，「食欲はある」と言う。オランザピンを15mgに増量し，リスペリドンを4mgに減量する。
- 51日目：「声は聞こえる」，「ソワソワ感ある」と言う。
- 52日目：母親が面会。まだ，幻聴，罪責感が残存しているが，3日後から2泊3日で外泊を試行することにした。
- 55～57日目：はじめての外泊。
- 58日目：「外泊は良かった」，「声はあまり聞こ

えなかったが，病院では気になる」,「夜は眠れた」,「温泉に行った」,「排尿しづらい」と話す。オランザピンを20mgに増量，リスペリドンを2mgに減量する。
- 60日目：母親が面会。母親は「家では，ソワソワ感もなく良かった。病院だと上を気にする」と話す。本人は「薬が変わって，ソワソワ感が少なくなった」。
- 62日目：病状もかなり改善がみられるため，退院とする。しかし，まだ若干，幻聴が残存しており，今後外来で薬物療法を継続することにする。退院時処方は以下のとおり。
  ① リスペリドン2mg，ロラゼパム2mg，ビペリデン4mg（朝・夕2分服）
  ② オランザピン20mg，ビペリデン2mg，フルニトラゼパム4mg**，センノシド1T（20時）

【外来での経過】
- 72日目（外来初回）：本人は「結構，調子よかった。家事手伝い，犬の散歩などをした。聞こえるのはない。心配もない。睡眠時間11時間ぐらい。食欲あり，太った。日中の眠気なし。ソワソワ感なし」，母親は「良くなった。オシッコの出が悪い。便秘する」と話す。センノシドを2Tに増量，ピコスルファートNaを10ml処方する。
- 87日目（外来2回目）：本人は「良い，音楽を聴いたり，散歩したりしている。聞こえるのはない。眠れる。食欲ある。センノシド2Tだけで排便がある」，母親は「大分良くなった。疲れると頭痛があるようだ」と話す。リスペリドンを1mgに，ロラゼパムを1mgに，ビペリデンを5mgに減量する。
- 108日目（外来3回目）：「体調は良いが，寂しくなることがある。（母親がパートに出ているので）家事をしている。眠れる。便通もある。排尿も問題ない。ソワソワ感はない」と話す。ビペリデンを4mgに減量する。
- 136日目（外来4回目）：「体調が良く，眠れる。気になることない。ソワソワ感もない。母親が仕事で遅くなると寂しさが募る。そのときは，臨時薬のロラゼパム1mg，ビペリデン2mgを服用すると改善する」と話す。甘いものを欲しがるようになり，この間，体重が10kg増加し，65.50kgとなる。次回検査を予約した。

【経過のまとめ】幻覚・妄想状態で急激に発症した統合失調症の1例。救急棟入院後，リスペリドン，ロラゼパムの使用で，10日目ぐらいから徐々に症状は軽快した。13日目に女子閉鎖病棟に転棟したが，病棟環境になじめず，18日目には幻聴・妄想が再燃した。このため，23日目に救急棟に戻したが，リスペリドンの増量にもかかわらず，幻覚・妄想が改善せず，自殺企図が出現した。排尿困難，流涎などの副作用も強まったため，リスペリドンを減量し，オラザピンを追加した。2日後から効果がみられたため，リスペリドンを減量し，オランザピンへの切り替えを図った。入院62日で退院となった。外来では，病状をみながら，オランザピンを20mgに固定し，リスペリドン，ロラゼパム，ビペリデンを徐々に減量している。

【考察】再燃以後はリスペリドンに反応せず，オランザピンの追加で比較的速やかに改善をみた。排尿困難，流涎，アカシジアなどの副作用も，オランザピンへの切り替えで改善がみられた。この例から，オランザピンが，統合失調症の急性期に有効であると考えられる。

体重増加が出現したので，今後は，諸検査を行い，ダイエットを指示する。リスペリドンが抜けたので，次いで，ビペリデンを減量し，病状に変化がなければ，オランザピンを10mgから7.5mg程度まで減量し，食欲亢進の改善を図りたい。

この原稿を作成するにあたり，本人の同意を得た。また，個人の同定を防ぐため，報告に影響のない範囲で，個人情報に変更を加えている。

*本邦におけるリスペリドンの承認された用法・用量は「通常，成人には1回1mg，1日2回より始め，徐々に増量。維持量は通常1日2～6mgを原則として，1日2回に分けて経口投与。ただし1日量は12mgを超えない」となっています。

**本邦におけるフルニトラゼパムの承認された用法・用量は「通常，成人には0.5～2mgを就寝または手術前に経口投与する」となっています。

麻痺性イレウスをきっかけに
オランザピンへのスイッチングを行った1例

医療法人仁精会 三河病院　大賀　肇

【症例】62歳，女性
【診断名】統合失調症
【家族歴】11人兄弟の7番目。夫との間に2児，長男は自動車事故にて他界，次男は結婚し別居中。
【生活歴】K県出身，高校卒業後，学校の事務系に就職する。父親の仕事の関係者であった夫と結婚。2児をもうけ平穏な生活を送り，学校のPTAの役員をするなど，特に問題のない生活を送っていた。

　X－12年頃（40歳後半），長男が非行に走り，職場での人間関係のトラブルなども重なり，精神的に不安定となる。幻聴，拒食，暴力がみられ，T病院で計2回，12ヵ月に及ぶ入院治療をし，その後外来通院をしていた。その後，X－8年，O病院へ転院，X－1年まで入退院を繰り返していた。

　X年に入り，「（近所の人が）週刊誌に悪口を書く」などと言い，「食事を食べるな」という幻聴に命令され拒食，暴力，自殺企図がみられ，加えて深夜徘徊，奇声などもみられるようになったため，同年6月，当院に入院となる。

【現病歴】入院後，深夜徘徊，奇声，拒食，暴力が頻回で，隔離室を使用する。X＋1年2月，消化管運動不全により数回消化器内科を受診している。X＋2年12月には薬剤性のパーキンソン症状と思われる歩行困難で転倒し，右大腿骨頸部を骨折し手術を経験する。以後，歩行に対する不安があり，車椅子での生活をしていた。

　X＋6年に入り，主治医が筆者へ交代となる。診察拒否が幾度となくみられ，質問に対しても「わかりません」としか返答がない状態であった。時折，悲しそうに泣き出したり，拒絶的となり興奮することがあった。病棟では一日中奇声を上げ，看護師に対して拒絶や暴力がみられた。夜間はほぼ覚醒し，ベッドで座り込んでいる状況が続いた。当時の処方はハロペリドール6mg，塩酸トリヘキシフェニジル6mg，ビペリデン3mg，レボメプロマジン50mg，塩酸クロルプロマジン50mg，カルバマゼピン200mgで行っていた。しかし拒絶，暴力が軽快しないため，6月1日，ブロムペリドール3mg，フマル酸クエチアピン200mg*を追加投与した。

【臨床経過】6月12日より発熱し，感冒として治療開始，しかしその後，腸管運動不全が出現し，浣腸や点滴を行うも排便がみられず，経口摂取を中止。治療に対して強く拒否的で，奇声を発し，診察も困難な状況であった。腹部レントゲンにてイレウスと診断，18日より経口摂取内服開始。オランザピン10mg，バルプロ酸ナトリウム400mg，プロペリシアジン5mg，ゾピクロン7.5mg，ニトラゼパム5mgを投与する。開始後も疎通は悪く，診察に対して拒否的であるが，以前と比較して奇声は減少した。

　8月頃になり，突然疎通が悪くなり，途絶とも思えるような内容の発言もみられた。看護師に対する拒絶が続くため，9月1日より，オランザピンを12.5mgに増量したところ，しばらくして表情がやわらかくなり，笑顔で挨拶する様子がみら

症　例：62歳，女性
診断名：統合失調症

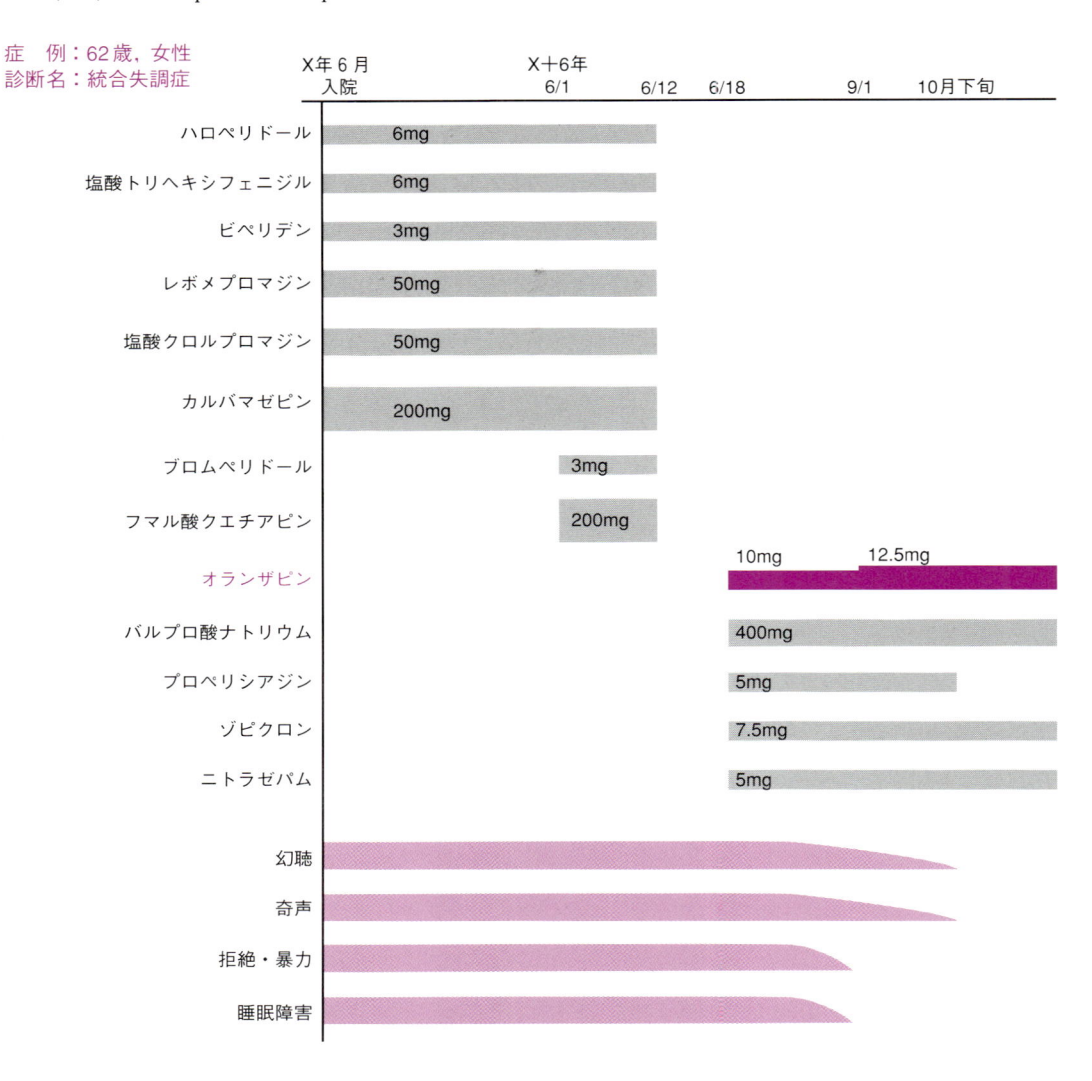

薬剤	X年6月 入院	X＋6年 6/1	6/12	6/18	9/1	10月下旬
ハロペリドール	6mg					
塩酸トリヘキシフェニジル	6mg					
ビペリデン	3mg					
レボメプロマジン	50mg					
塩酸クロルプロマジン	50mg					
カルバマゼピン	200mg					
ブロムペリドール			3mg			
フマル酸クエチアピン			200mg			
オランザピン				10mg		12.5mg
バルプロ酸ナトリウム				400mg		
プロペリシアジン				5mg		
ゾピクロン				7.5mg		
ニトラゼパム				5mg		
幻聴						
奇声						
拒絶・暴力						
睡眠障害						

れるようになった。

　10月に入ると，診察室でも自ら話をするようになり，夜間の睡眠も安定して得られるようになった。10月下旬にはプロペリシアジンを中止，12月より今までまったく語ることのなかった幻聴の内容（仏様が「みんなを助けなさい」「みんなにみかんを送れ」などと言ってきた）を語るようになった。

　現在は幻聴はまだ聞こえるが，内容も弱まり，幻聴と自分との距離もとれ，幻聴に惑わされることなく穏やかに過ごしている。看護師に対する拒絶・暴力もみられなくなり，援助に対して協力的である。

【考察】本症例は，旧来のいわば典型的な多剤併用療法を行い，急性増悪を繰り返し，ハロペリドールと抗パーキンソン薬による麻痺性イレウスを契機に一気に休薬，その後切り替えを行い，寛解に向かった1例である。長年とれなかった幻覚は消失していないが，本人が幻聴であることを理解し，距離をとり，惑わされることがなくなっただけでなく，それに伴う睡眠障害の改善，処方薬剤の整理ができ，認知機能面（疎通性の改善，思考障害の改善，見当識の発現など）でも改善がみられた。特に思考面では，妨げとなっていた幻聴，思考途絶も軽快したため，会話や対人関係において非常にスムーズになり，笑顔もみられるように

なった。

　長期に入院を必要としたケースではあったが，このような慢性化したケースが抗精神病薬のスイッチングにより十分安定した状態まで向かうことがあることは確かで，多剤併用による治療の困難さを単純化できたことは非定型抗精神病薬の有用性を表していると考えられ，多剤併用による諸々の問題が頻繁に取り上げられる現状を踏まえ，将来に向けて非定型抗精神病薬の単剤化へ向けて，再度検討する必要性があるといえる。

＊本邦で承認されているフマル酸クエチアピンの用法・用量は「通常成人には1回25mg，1日2または3回より投与を開始して，状態に応じて徐々に増量。1日投与量は150～600mgとし，2または3回に分けて経口投与。1日量として750mgを超えない」です。

リスペリドンからオランザピンに切り替えて退院就労できた1例

林道倫精神科神経科病院　井上慶郎

【症例】27歳，男性
【診断名】統合失調症
【家族歴】特記すべきことなし。
【既往歴】特記すべきことなし。
【病前性格】明るく活発な反面，臆病なところもあった。
【生活歴】A市にて生育。地元の公立高校を卒業後，県外の地方私立大学へ進学。
【現病歴】高校2年時初発，全身倦怠感および軽い意欲低下を主訴に，総合病院の心療内科（精神科）を受診した。少量のスルピリド内服にて症状改善し，外来は中断したものの高校は卒業した。県外の大学に進学したが，1年生の夏休み以降不登校。ここでは以前通っていた総合病院の心療内科を受診したが，結局大きな理由もないままに大学は退学し帰省した。外来通院も中断した。

その後，時に近隣の女子高校生に恋愛妄想を抱いたり，空手で世界一になるなどと誇大的な妄想を抱いたりしたが，家庭内適応は良好で，ほぼ7年間にわたり自宅閉居が続いた。この間，前医の紹介を受け当院外来に転医した。

最初の数回は母親とともに診療を受けていたが，その後はほとんど母親が受診し，薬をもって帰っていた。患者は内服したりしなかったりを繰り返していた。この頃処方していたものは，前医の紹介状を参考にしたもので，塩酸クロルプロマジン150mgおよびハロペリドール6mg・分3・食後，ブロチゾラム0.5mg*就眠前，であった。患者は「薬をのむと身体がだるくなるだけで，やる気が全然出てこない」と不満をもらしていた。

また大学は中退したものの，就職しなくてはいけないとの気持ちは強かったからか，あるいは妄想に基づくものか，将来の就職に役立つからと理由づけて，家庭内で料理をしたりクレイフラワーを作ったり，栄養学やスポーツや税金の本を母親に買ってこさせて読みあさったり，筋力トレーニングをしていた。X年－1年11月頃からは日中薬はほとんど服用しなくなり，ブロチゾラムのみ服用していた。X年2月に入り家族の誰とも口をきかなくなり，昼夜逆転，独語空笑活発，室内散乱状態となった。

同年2月21日，母親とともに当院外来受診したが，医師が入院を勧めたところ，逃走。その日のうちに自宅に戻ったが，病院へ行きたがらず，23日になり両親とともに当院外来受診し，同日，当院急性期治療病棟に医療保護入院となった。

【治療経過】病棟に入ってからも興奮がおさまらないので，フルニトラゼパムの静脈内投与を行い，保護室に隔離し施錠した。翌日（第2病日）になっても独語，空笑がみられ，「自分を批評，非難する声が聞こえる。まわりの皆が敵に思える」と訴えるので，塩酸クロルプロマジン150mgを分3，食後に投与した。翌日（第3病日）になり少し落ち着きを取り戻したものの，まだ声は聞こえるという。「身体がムズムズする」と，アカシジアを訴えるので，ビペリデン3mgを分3，食後に追加した。その夜は不眠で，保護室のドアを連打し大声で職員を威嚇するので，フルニトラゼパムの静脈内投与を行い鎮静した。第4病日よりリスペリドン2mgを分2，朝・夕，食後に追加した。そ

13 リスペリドンからオランザピンに切り替えて退院就労できた1例

症　例：27歳，男性
診断名：統合失調症

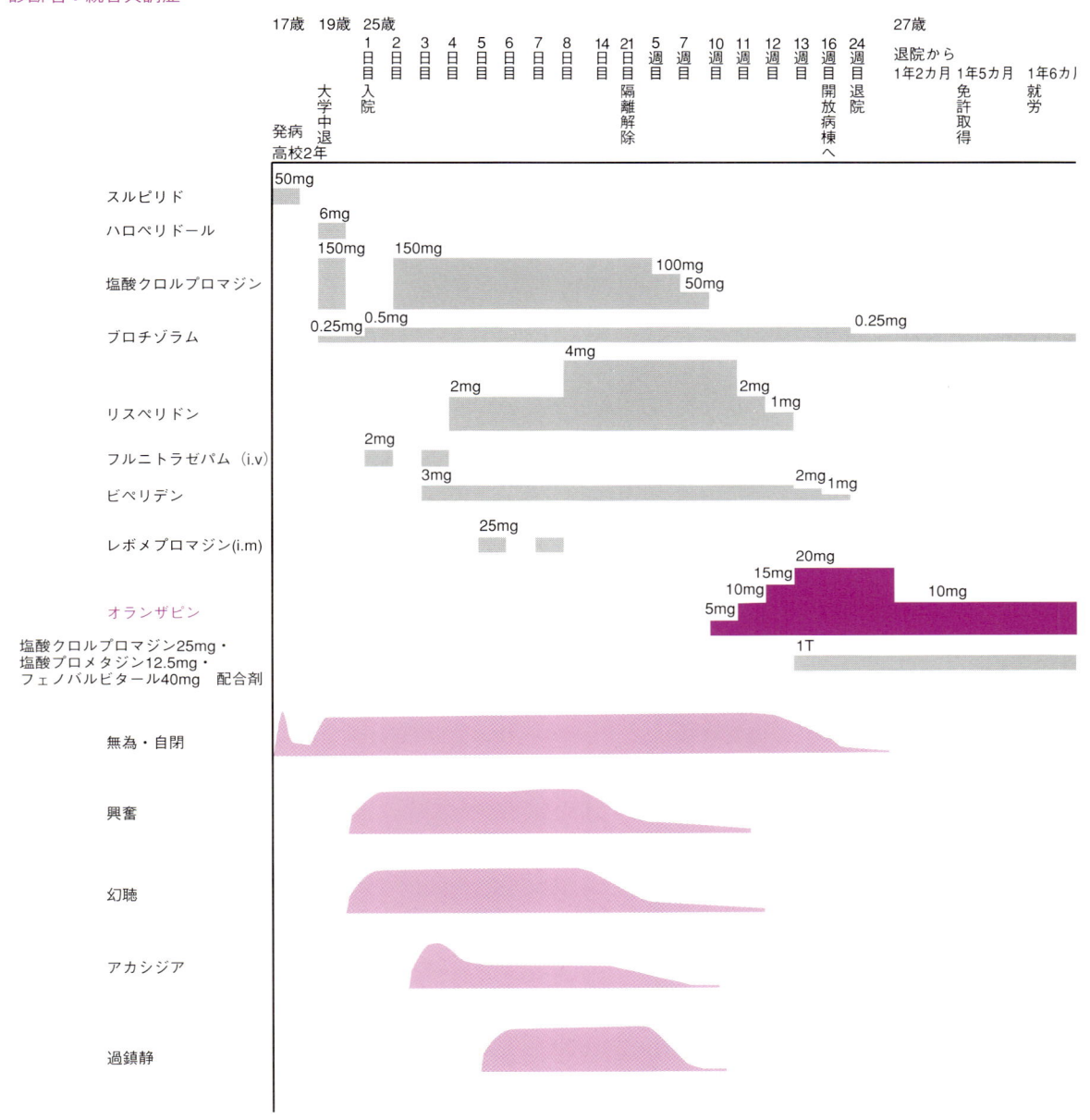

スルピリド	50mg（17歳 発病 高校2年）
ハロペリドール	6mg（19歳 大学中退）
塩酸クロルプロマジン	150mg → 150mg → 100mg → 50mg
ブロチゾラム	0.25mg → 0.5mg ～ 0.25mg
リスペリドン	2mg → 4mg → 2mg → 1mg
フルニトラゼパム（i.v）	2mg
ビペリデン	3mg → 2mg → 1mg
レボメプロマジン（i.m）	25mg
オランザピン	5mg → 10mg → 15mg → 20mg → 10mg
塩酸クロルプロマジン25mg・塩酸プロメタジン12.5mg・フェノバルビタール40mg 配合剤	1T

症状：無為・自閉，興奮，幻聴，アカシジア，過鎮静

の後も昼間時に大声を出し興奮するので，第5病日と第7病日にレボメプロマジンの筋肉内投与を要した。第8病日よりリスペリドンを4mg，分2，朝・夕，食後に増量したところ，第14病日頃より幻聴が減り，第21病日にはほぼ消失した。興奮も同様におさまっていたので，同日隔離を解除し，大部屋に転出とした。

5週目に入り，やや過鎮静気味となり，「目が二重に見える。焦点が合わない」と訴えるので，塩酸クロルプロマジンを減量し始め，7週目で中止した。過鎮静はみられなくなり，アカシジアの訴えもなくなったが，それまでしていた読書や音楽のCDを聴くといったことを全くしなくなり，意欲に欠ける状態となった。病棟の作業療法に導

入したり，病棟内外のレクリエーションに参加を促してみたりしたが，無為自閉の状態は変わらなかったので，10週目よりオランザピン5mgを夕食後に追加した。1週ごとにオランザピンを10mg，15mg，20mg，と増量し，同時にリスペリドンを2mg，1mg，0mgと減量し中止した。この間，陽性症状の悪化はみられず，逆に完全に消失した。一時的に不眠が増悪したため，塩酸クロルプロマジン25mg・塩酸プロメタジン12.5mg・フェノバルビタール40mgの配合剤1錠を就眠前に追加した。13週目頃から次第に活気が出始め意欲的となってきたため，16週目に開放療養病棟に転出とした。この頃，併用していた抗コリン薬をすべて中止した。

この後，自宅への外泊を繰り返し，経過良好なため，退院後デイケアに通うこととし，入院からちょうど6ヵ月で自宅へ退院とした。退院時の処方は，オランザピン 20mg，ブロチゾラム0.25mg，塩酸クロルプロマジン25mg・塩酸プロメタジン12.5mg・フェノバルビタール40mgの配合剤1錠を就眠前服用，であった。

【外来での経過】退院後も定期的にデイケアに通い，週1回の診察を受け，薬も決められたとおり服用した。時にアルバイト就労を試みたが長続きしなかった。退院後1年2ヵ月経過した時点で，昼間の眠気を訴えるのでオランザピンを10mgに減量したところ，昼間の眠気は消失しかつ意欲は持続した。その後，就労のために自動車の運転免許は必要であると考え，自動車教習所に通うためにデイケアは終了とした。3ヵ月で免許証を取得した。翌月アルバイト就労し，現在まで2ヵ月間続いている。

【考察】若年発症の統合失調症で，自宅でのほぼ7年に及ぶ閉居ののち，一過性の幻覚妄想状態で入院となったが，自宅へ退院し無事社会復帰できた症例である。入院中，幻覚妄想および興奮はリスペリドンで改善したが，その後の無為自閉状態は変化しなかった。リスペリドンをオランザピンにスイッチングすることで，抗幻覚妄想作用および興奮に対する鎮静効果は維持されつつ意欲が回復し，1年半という時間を要したが，はじめて就労に結びついた。幻覚妄想状態および興奮に対する効果は，オランザピンはリスペリドンと同等の効果があると考えられ，そのうえに統合失調症の中核症状である無為自閉を改善する点では，オランザピンはリスペリドンよりも有効であると思われた。

＊不眠症へのブロチゾラムの承認された用法・用量は「通常成人には，0.25mgを就寝前に経口投与する」となっています。

OLANZAPINE CASE REPORT

⑭ 急性期治療における看護とオランザピンとの共振

医療法人光の会　重本病院　杉山　克樹

【症例】52歳，女性
【診断名】統合失調症
【既往歴】特記すべきことなし。
【生活歴・家族歴】地元の私立高校を卒業。22歳で結婚。1男2女を有するが，娘はみな嫁ぎ，X－3年12月に夫が他界してからは息子と二人暮らし。夫の他界後，異性関係が派手になった。
【現病歴】X－17年に不眠を訴えて精神病院を受診したが，通院の継続はなかった。この頃から，つじつまの合わない言動や独語を認めていた。X－16年11月頃から，外出しなくなり，家事も全く行わなくなった。独語も目立つようになり，テレビを見て現実の話と一緒にしたり，人の言ったことを被害的にとらえたりするようになった。このため，初回入院（X－14年3月8日～9月30日）となっているが，退院後の通院は2回で途絶えた。この後，すぐに被害妄想が出現し，自閉的に過ごすようになっていった。X－11年4年9日に実母が他界した際にも，親戚が本人を連れにいくと「だまして連れ出すのだろう」と通夜にも葬式にも出席しなかった。さらに，学生時代のアルバムを引っぱり出して，知人に電話し続けるため，2回目の入院となった（X－10年1月12日～6月12日）。退院後，やはり通院は継続されなかった。
【入院までの経緯】X－3年に夫を亡くし，その後より恋人ができて家に出入りするようになった。付き合う男性もこれまでに数回かわった。X年9月22日，現在付き合っている男性と喧嘩になり，警察沙汰になった。話す内容が妄想に基づくものであり，対応に苦慮した家族がだまして連れてきた。車から出ることもなく，話もしない状態。「病気ではない」，「この病院がいや」以外のことは話さない。

家人からは，被害妄想・独語の発言もあるが，これを確認しようにも「病気ではない」と語るばかりであった。家族も外来駐車場と診察室を行き来するばかりで何も決定しない。下記2点を伝えて，家人（長男・娘2人）に決めてもらうこととした。
① 入院加療を含めた治療が必要な状態。
② 医療保護入院が妥当であるが，医療機関は家族が決めるしかない。

【入院後経過】過去の治療から，「拒薬→注射，副作用」でいやな記憶があるのであろうと類推して，服薬を勧めることと，スタッフ間での情報共有に努めた。些細なことを時間を少し空けて違うスタッフに確認し，食い違いがあるとそれを批判し続け，家人に電話して呼びつけることを繰り返した。家人は毎日来院し，毎日病状説明を要求。都度1時間以上におよぶ時間を費やした。これが，1週間程度続いた。

オランザピン 10mgで治療を開始したが，入院翌日の診察では，入院時診察を拒否したにもかかわらず，「診察してないのに，どうして病気とわかったか？　よく薬が処方できるものだ！」と毒づいた後に，「この病院はいやだ」と語る。家人に伝えたと同様に，①治療・服薬は必要だと思う

症　例：52歳，女性
診断名：統合失調症

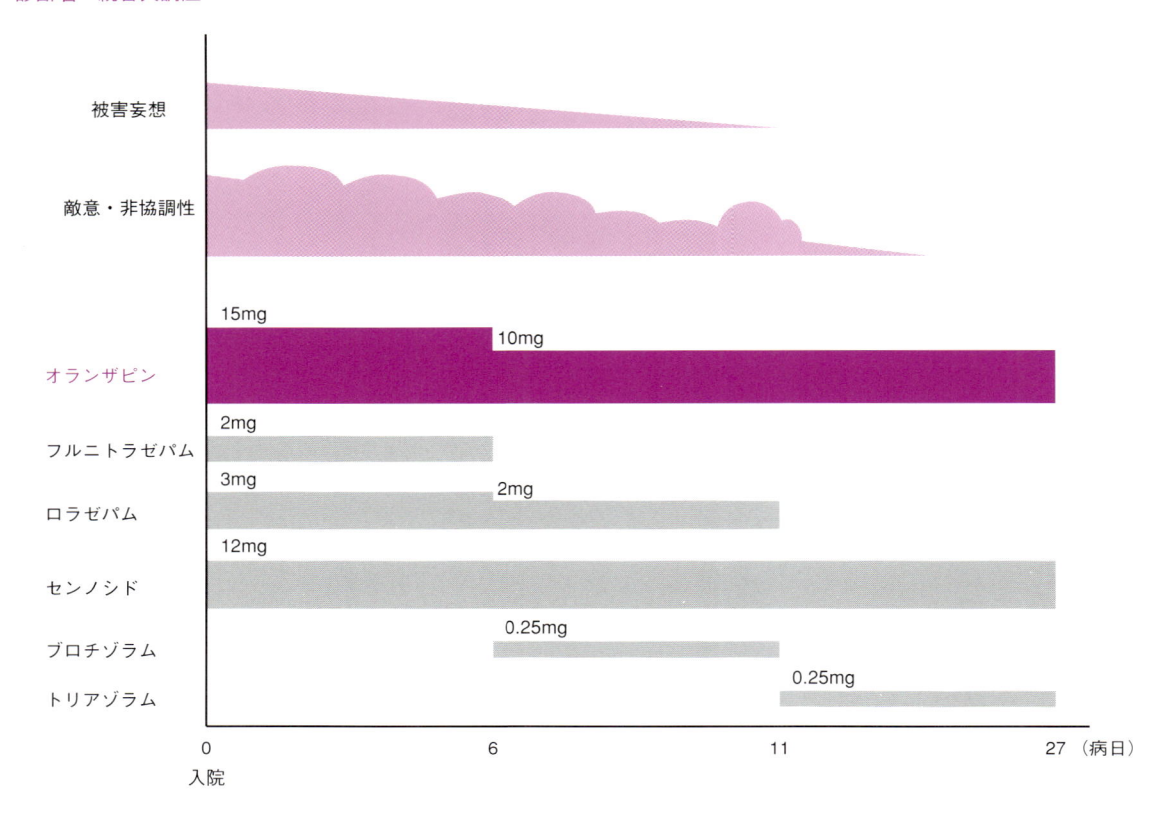

薬剤	0（入院）	6	11	27（病日）
被害妄想	←―――――――――――――――→			
敵意・非協調性	←―――――――――――――――→			
オランザピン	15mg	10mg		
フルニトラゼパム	2mg			
ロラゼパム	3mg		2mg	
センノシド	12mg			
ブロチゾラム		0.25mg		
トリアゾラム			0.25mg	

こと，②服薬してもらえなければ治療のしようがなく，服薬調整もできないこと，③この病院が良いなどとは一言も言っていないこと，病院を決定したのは家族であること，を伝えた。敵意・非協調性を認めるために処方は以下とした。

1. オランザピン　　　（5mg）　　　3T
   　　　　　　　　　　　　　　　3×食後
2. フルニトラゼパム　（2mg）　　　1T
   ロラゼパム　　　　（1mg）　　　3T
   センノシド　　　　（12mg）　　 1T
   　　　　　　　　　　　　　　　1×寝前

第5病日（日曜日に診察要求するが担当医不在），薬を2回飲まなかったらとても調子が良いと手紙に書いて訴える（フルニトラゼパムとどれか）。この日，はじめて近所の人が自分を見張っていたと語る。当てつけのような対応は相変わらずだが，興奮することもなくなり，スタッフとの折り合いは良くなっている。しかし，電話で家人に話す内容は，職員・病院に対する批判ばかりである。家人はすぐに確認（真に受けた批判）の電話をし，さらに来院する。第6病日より，処方は以下のとおりである。

1. オランザピン　　　（5mg）　　　2T
   　　　　　　　　　　　　　　　2×朝夕食後
2. ブロチゾラム　　　（0.25mg）　　1T
   ロラゼパム　　　　（1mg）　　　2T
   センノシド　　　　（12mg）　　 1T
   　　　　　　　　　　　　　　　1×寝前

日中の若干のだるさを訴えるが，服薬は遵守する。退院要求はないが，単独での外出を執拗ではなく希望する。家人の対応は，入院当初から相変わらずであった。過去の2回の入院，およびその未治療歴から病状をわかっていてしかるべき年齢であったにもかかわらず，家人は否認しているのか。受動的−攻撃的（passive-aggressive）である。

第11病日，家人の来院を請い，入院継続する

ならば任意入院とするべき状態であり，今後も家族の理解と協力がないと治療継続は不可能であることを伝え，担当医・スタッフともに疲れたので，理解と協力が得られないのであれば違う病院で違う治療を受けることを勧めた。結果，任意入院となった。処方は，以下のとおりである。

1. オランザピン　　（10mg）　　　　1T
　　　　　　　　　　　　　　　　1×夕食後
2. トリアゾラム　　（0.25mg）　　　1T
　　センノシド　　　（12mg）　　　　1T
　　　　　　　　　　　　　　　　1×寝前

　この後，外泊・外出は単独でも許可し，家での対応は家人の責任で対処してもらうことを徹底していった。病棟内では，対人トラブル，スタッフとのトラブルなく経過していったが，やや過干渉気味であった。その一方で，スタッフに対して，異性関係（別れ話）について相談することもあった。

【退院後】退院時，眠剤・緩下剤は必要ないとのことであったため，オランザピン（10mg）1Tの処方としている。外来は，孫を連れて2週間に一度定期的に通院。「一度飲み忘れたので翌朝飲んだら，身体がだるかった。夕方に飲むのがよいですね」と語っている。

【考察】病識乏しく，被害妄想を隠したままでの医療保護入院。入院当初から，敵意・非協調性が顕著で，家族にも否認を認め，病院まかせで受動的 - 攻撃的であった。患者の病歴と対応からは，定型薬による過去の治療歴が痛々しく滲み出ていた。過鎮静とならずに，病的体験の鎮静のみが求められた。

　チーム医療としての意思統一と対応の一本化が必要であるのは当然であるが，それが確立していなかったら，さらなる猜疑心を生んでいたと思われる。患者の提示するサインに敏感に反応しながら，投与量を調整しメタポジションに立つことが求められた症例でもある。

　オランザピン投与後，敵意・非協調性が背景化するに伴い，スタッフとの関係性も円滑となり，それを介して家族への介入もスムーズに行えた。

　ここで特筆すべきは，オランザピンの治療スペクトルと鎮静効果にあると思われる。すなわち，オランザピンは，その治療スペクトルにおいて敵意・非協調性を過鎮静となることなく鎮静する薬剤と考えられた。

⑮ オランザピン投与により速やかに隔離解除が可能となった妊娠中発症の統合失調症の1例

久留米大学医学部精神神経科　小鳥居　望，柴田　亜矢子，恵紙　英昭

【症例】17歳（高校2年生），女性
【診断名】統合失調症
【家族歴】同胞2名の第2子，長女。父，母，兄と同居している。兄は現在高校3年生。祖父の兄弟が自殺したとのことだが，詳細は不明。
【既往歴】X-1年に妊娠中絶術。
【生活歴】出生，発育に問題なし。小学4年時に父親の転勤で北海道から転居し，一時的に学校に行けなくなったことはあるが，すぐに適応した。中学では成績は振るわなかったが，ソフトボール部に所属し，先輩からも後輩からも慕われ，友人も多かった。
【現病歴】中学1年の夏より同級生と交際を始めた。X-1年4月，高校に進学し，同年9月に妊娠が判明した。彼と実母だけに打ち明け中絶したが，その後，「赤ちゃんがかわいそう」と自責的になったり，「なぜ自分だけこんなに痛い思いをしなければならないのか」と彼を激しく責めるなど，感情が不安定となった。次第に彼が患者に対し距離をおくようになり一旦は交際をやめていたが，彼女が復縁を迫る形で中絶の翌月に交際を再開した。

X-1年12月上旬より多弁，過活動的となり，落ち着かない様子が目立つようになった。12月22日に再び妊娠していることが判明。さらに12月25日に飼い犬に唇を噛まれ計6針縫う裂傷を負った。実母に再度妊娠したことを打ち明けたところ，双方の親の間で話し合いがもたれ，「1ヵ月以内に中絶し今後は交際させない」ことが約束された。この頃より夜間2時間ほどしか眠れなくなり，「私，頭がおかしい」としきりに言うようになった。さらに「脳みそが伸びてきた」といった奇妙な訴えをするようになり，空笑も認められるようになった。行動面でも唐突に外来医の手を握ったり，スーパーマーケットで突然「助けてー」と大声で叫ぶなど，まとまりを欠き，S病院（内科）に入院したが，髄膜炎をはじめとする身体疾患は否定された。

その後も体感幻覚様の訴えが持続し，さらに電話のベルを聞くとどの電話でもとろうとするなど混乱が増し，家族による管理は難しい状況となったため，X年1月8日に当科に紹介受診となった。
【入院時現症】ぼんやりしているかと思えば，突然キャーッと奇声を上げて走り出したり，「帰りたい」と流涙するなど，気分は変わりやすく，全く落ち着かなかった。簡単な疎通はとれるが，容易に思考が混乱し，質問に対して「訳わからん」とすぐに口にし，何度も席を立ってはウロウロした。
【入院後経過】入院時妊娠8週目。血液・生化学・感染症・尿一般検査および頭部CTにおいて異常を認めず，随時血糖値は72mg/dLであった。急性精神病状態を呈しており，統合失調症，あるいは急性一過性精神病性障害が疑われ，妊娠の中絶を前提として，リスペリドン　3mg/日*，ロラゼパム　2mg/日の薬剤療法を開始した。「（彼に）電話する」とうわ言のように言い続け，「赤ちゃんの供養に行く」と言って徘徊するなど，全く安静が保てないため，隔離室に隔離（施錠なし）と

症　例：17歳（高校2年生），女性
診断名：統合失調症

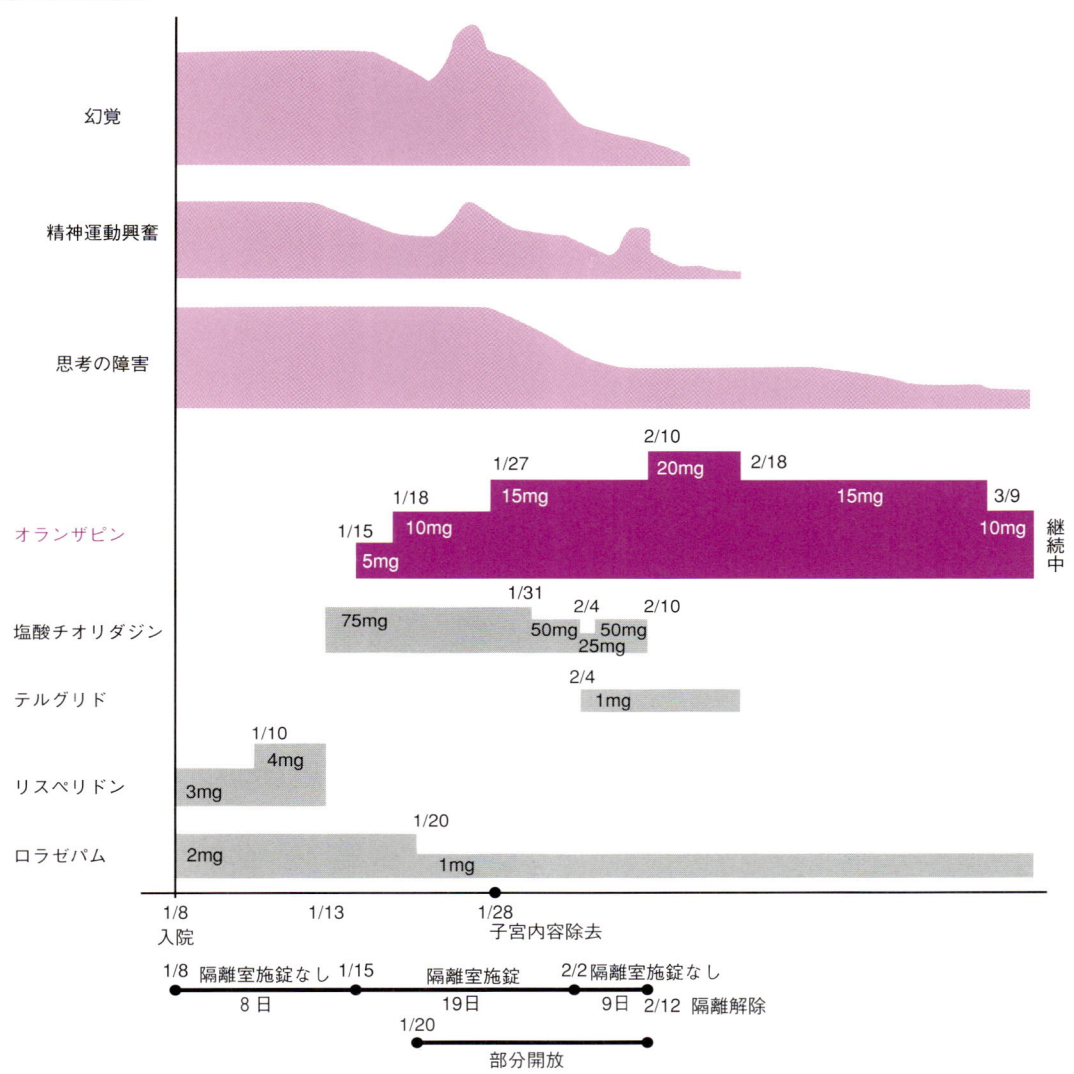

した。それでもしきりに退院や携帯電話の使用を要求し，隔離室や看護詰め所内を徘徊するため，リスペリドンの液剤やレボメプロマジン12.5mgの筋注の使用を余儀なくされた。

　X年1月10日にはリスペリドンを4mg/日に増量したが，投与後に舌の不随意運動が出現し，さらに1月13日には頸部に急性ジストニアを認めたため，リスペリドンは中止し，塩酸チオリダジンを75mg/日より開始した[**]。しかし，「赤ちゃんの泣き声が聞こえる」と幻聴を訴えるようになり，何度服を着せても全裸になろうとするなど，思考面でもさらに混乱が増した。夜間に頻回の中途覚醒もみられ，1月15日より眠前にオランザピン5mgを追加し，同日より隔離室の施錠を開始した。

　1月18日，オランザピンを10mgに増量した2日後あたりから，易刺激性はやや低下した。思考，行動面における混乱は持続していたが，日中の隔離室からの時間開放が可能となった。その後，少し時間をおいて6～7時間の睡眠は確保できるようになった。

1月27日，オランザピンを15mgまで増量し，その翌日に全身麻酔下で子宮内容除去術が施行された。術後に予想されたほどの不穏・興奮は認めず，身体的にも順調に回復した。不穏行動の回数は次第に減り，就床がちに過ごすようになり，着衣などの動作に混乱を残したが，精神症状は明らかに改善をみせ始め，2月2日より隔離室の施錠は必要なくなった。

　2月4日，妊娠の影響による乳汁漏出を認め，産婦人科より選択的ドーパミン作動薬であるテルグリド1mg/日が処方され，精神症状の再燃が懸念されたが，一度夜間に不穏行動が認められたのみであった。2月6日より，本人自らも希望し作業療法を開始したが，集中力が持続せず，2月10日より塩酸チオリダジンを中止し，オランザピン20mg単剤とした。

　精神症状はおおむね安定し，夜間も良眠できていたため，2月12日に隔離を解除した。その後も幻覚・不穏・興奮などの症状再燃は認めず，この時点で少なくとも急性期は脱したと思われた。3月11日現在，当院の閉鎖病棟でオランザピン10mg単剤にて加療中である。易疲労感や集中力の減退，軽度の思考の混乱は依然として認められるが，感情疎通性は保たれており，解体した言動は認めず，意欲も次第に回復しつつある。日中は穏やかに過ごし，夜間も良眠しており，一歩一歩退院に近づいている印象である。

【考察】本症例は最初の妊娠中絶の後，再び妊娠が判明し，さらに彼や家族との関係に大きな不安が生じたことを契機とし，17歳時に急性の精神病症状が生じた1例である。当初は病前の適応性の良さと，その十分な心因から急性一過性精神病性障害も考慮されたが，精神病症状の継続が1ヵ月を超え，現在の時点では統合失調症の可能性が高いと考えている。

　入院時より，その激しい急性期症状ゆえ隔離室での観察を余儀なくされたが，リスペリドンの投与でジストニアをはじめとする錐体外路症状を認めたため，主剤の変更が必要となった。特に不穏行動は，看護体制が手薄となる夜間の中途覚醒後に集中し，施錠が必要な要因になったことを考慮すると，迅速な鎮静効果とともに睡眠への効果も期待できるオランザピンの処方が，隔離室の施錠解除を早期に可能とする大きな手がかりとなったといえるだろう。蛇足だが，当科は急性期治療病棟であり，平均在院日数が59日（2002年6月～2003年7月）という入退院の回転が速い治療病棟である。つまり隔離室の需要も多く，業務的にも早期の隔離解除が望まれる状況にあった。

　本症例のもう1つの特徴は，妊娠期間中に罹患し，家族の意向から堕胎術が必要であったことである。産婦人科的にも，堕胎が可能な期間は限られており，迅速に手術可能な状態とすることが必要であったが，何より本人から手術への同意を得ることが必要な状況にあり，それには最低限の現実検討が要求された。入院時より産婦人科の医師による数度の診察が行われたが，オランザピン投与後約1週間ほどではじめて堕胎術への同意が得られるに至り，急性期における現実検討力の向上も認められた。

　また，堕胎術後に認められた妊娠の影響による乳汁漏出には，血中のプロラクチン値も関与していたと考えられる。このような婦人科的考慮が必要な状況において，プロラクチンへの影響が少ないオランザピンの使用は優先される薬剤の1つであり，特に本症例においては精神症状に少なからず影響する，ドーパミン作動薬の使用期間短縮につながった可能性があると考えられた。

　本症例の経過から，
① 急性期において迅速な鎮静効果が必要である場合
② 夜間の中途覚醒の改善が必要な場合
③ 他剤で錐体外路症状が生じた場合
④ 特に女性においてプロラクチン値への配慮が必要な場合

において，オランザピンの使用は有力な選択肢になりうると思われた。

＊本邦におけるリスペリドンの承認された用法・用量は「通常，成人には1回1mg，1日2回より始め，徐々に増量。維持量は通常1日2～6mgを原則として，1日2回に分けて経口投与。ただし1日量は12mgを超えない」となっています。
＊＊塩酸チオリダジンは妊娠中の投薬はしないことが望ましいとされていますが，本例は当初より堕胎を前提として治療していたことより使用しました。

OLANZAPINE CASE REPORT

中年発症の妄想型統合失調症の初回治療に
オランザピン単剤で有効だった1例

関西青少年サナトリューム　水　谷　雅　信

【症例】50歳，女性
【診断名】統合失調症
【家族歴】同胞3人中の第3子。精神疾患の遺伝負因はない。
【生活歴・現病歴】幼少時からおとなしく，手のかからない子だった。友達は少数ながらおり，小学生時の同級生で現在まで仲良くしている同性の親友がいる。13歳時に父が胃癌で死亡した。高校卒業後，地元の証券会社に就職し，2人の兄が結婚して別所帯になったあとは母と二人暮らしであった。36歳時に母が亡くなり，以後は実家にて一人暮らしであった。本人の結婚歴はない。48歳で閉経した。

X－2年12月，会社側の早期退職者の募集に応じる形で退職し，その後はパートで事務員として勤め，趣味としてフラワーアレンジメントを習っていた。X－1年8月，実家から車で15分程度の距離にあるマンションを購入し，単身生活をしていた。同年12月より，「(マンションの) 隣の人にのぞかれる」，「身体に"赤外線"を感じる」などといった被害妄想や幻覚を友人や義姉に訴え始め，自ら避難を求めて友人宅や長兄宅に泊まることが多くなり，パートの仕事にも行かなくなった。X年2月，長兄宅に滞在中，同居の甥たちにも被害関係念慮を抱き，突然長兄宅を飛び出して自宅に戻った。その後，何度となく兄夫婦らは精神科受診を勧めたが，本人は頑として拒否し，極端に外出しなくなった。

X年6月20日，両兄夫婦が強く勧める形で当院の外来に初診となった。被害妄想，「テープの声」と称する幻聴を認めたが，不安・緊張の強い中にも礼節あり，丁寧な口調であった。しかし，本人には病識はなく，入院は拒否し，兄らも服薬を約束するなら入院は回避したいとの意向で，結局，塩酸クロルプロマジン25mg/日，クロキサゾラム2mg/日を投与して，1週間後の外来受診を約束した。しかし，その後は通院を拒否し，兄らが自宅を訪問してもドアを開けなくなり，服薬も一切していなかった。

同年7月22日，友人の説得もあり，2回目の外来受診となったが，被害妄想・幻聴は活発化しており，面接中にも壁のほうに向かって小声で対話するように独語したり，困惑状態となって一時的に応答がなくなったりすることが何度もみられた。入院を勧めたが拒絶強く，同日，医療保護入院となった。

【入院後経過】不安・緊張強く，困惑表情も目立ったが，入院に対し物理的に抵抗したり興奮したりすることは全くなかった。閉鎖病棟の一般室にてカーテンの中に引きこもった。当日から眠前1回投与として，オランザピン10mg錠1錠を投与したが，拒薬することはなかった。7月24日の面接では，「テープの声がまだあって…」と語り，涙ぐんだ。「"赤外線"体験もまだあるから」と言い，そのために頭部CT検査も拒否した。8月5日，「テープの声」も「赤外線」といった幻覚も「あまり感じなくなりました」と言い，穏やかな表情が出現しつつあった。発病前から便秘傾向と

症　例：50歳，女性
診断名：統合失調症

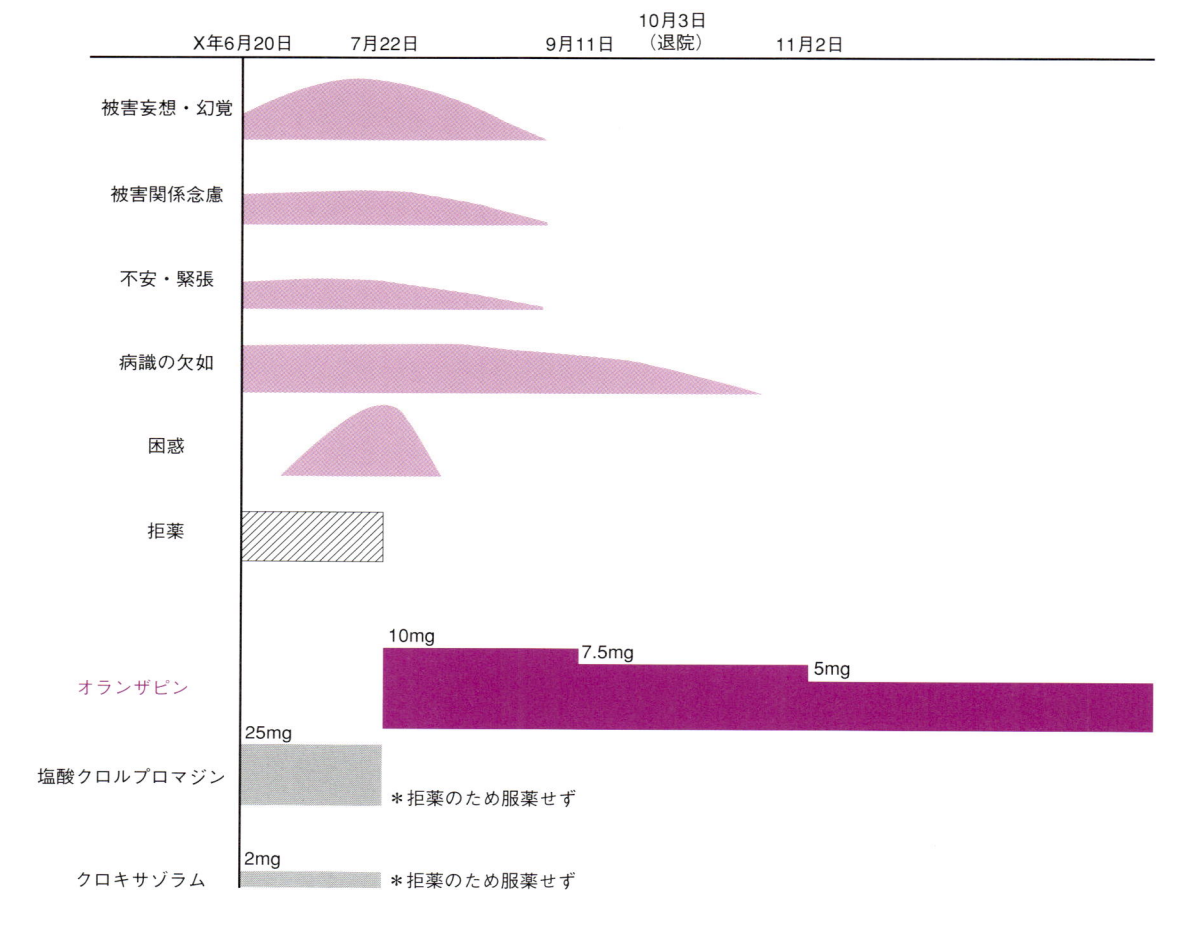

のことで，入院後もそれは続いており，下剤を勧めたが，「なるべく薬は飲みたくありません」とやんわりと言い，拒否した。それでも眠前薬の不満は全く口にせず，服薬により精神的に楽になったことを理解しつつあるように思われた。この頃から，病棟ホールに出てほかの患者と談話したりトランプをしたりするようになった。

　8月25日には幻覚は全くなくなったと言い，「なくなってうれしいです」と語った。その後，精神病後抑うつを疑わせる症状はほとんどなく，作業療法にも意欲的に取り組んだ。頭部CT検査も受けることができた（結果は異常なし）。9月11日の血液検査の結果，肝機能異常がみられ（GOT/GPT = 44/74），これは薬剤性肝障害だが用量依存性であり，精神症状も良好な状態が続いているので減薬しても病状再燃の危険は少ないと考え，この日からオランザピン投与量を7.5mg/日に減量した。9月18日より外泊を繰り返し，外泊中に友人と会ったり自宅の掃除をしたりする元気がみられ，10月3日に退院となった。友人との交流や近所の公園の散歩，音楽鑑賞など，病前と同じようにできるようになった。

　X年11月2日には，「来年はパートに出てみたい」と言い出したが，就労を焦っている様子でもなかった。近所の散歩や友人宅の訪問もでき，病識も出てきており，発病前の生活を取り戻しており，この時点で肝障害については軽症が続いていた（GOT/GPT = 34/62）が，この日からオラン

ザピンを5mg/日に減量した．以来，X＋1年3月まで定期的に通院し，オランザピンは5mg/日を維持しているが，状態は安定している．肝障害については，X＋1年2月現在で，GOT/GPT＝35/51とほぼ正常化している．体重については，入院時50kgで，その後漸増し，X年11月の55kgをピークにして，あとは漸減し，X年3月には54kgで安定している．現在まで血糖値の異常はみられていない．

【考察】中年で発症し活発な幻覚・妄想が目立ったものの，興奮や気分高揚症状はほとんどなかった症例である．入院を機にオランザピン単剤での薬物療法が開始されたが，短期間で幻覚妄想症状は消退し，その後も精神病後抑うつ状態（post-psychotic depressive state）に至ることはなく，治療は順調に進んだ．

　その原因としては，病前の社会機能水準が低くはなかったことや，入院中にも面会に来るなどして心理的支えとなった親友の存在もあげられるが，薬物療法的観点としては，服薬の拒絶が強い本症例には1日1回1錠のみから開始された薬物投与が受け入れやすかったこと，パーキンソン症状や口渇などの自覚的な副作用がなかったことがあげられる．

　また，オランザピンは定型抗精神病薬に比べ，興奮や攻撃性，気分高揚などの症状に対する鎮静効果は弱いという印象を筆者はもっているが，本症例ではそうした症状はほとんどなかったため，定型抗精神病薬での治療なら生じたかもしれない過鎮静や精神病後抑うつ状態を引き起こすことなく，オランザピン投与が大変有益であったと考えている．

OLANZAPINE CASE REPORT

17 薬物療法導入が困難であった統合失調症の初発症例に対してオランザピンの使用が有効であった1例

奈良県立医科大学精神医学教室　洪　基朝，姜　昌勲，岸本年史

【症例】17歳，男性
【診断名】統合失調症（妄想型）
【主訴】身体がふわふわする。みんなが僕の悪口を言っている。
【生活歴・現病歴】同胞2名中の第2子（長男）。出生・発育に問題なし。両親が共働きであったため，中学卒業まで祖母に育てられた。元来無口，人付き合いがよくなく，内気。几帳面で融通がきかない性格であった。中学時代は吹奏楽部に所属し，クラブと勉強も両立でき，学校の成績もトップクラスであった。中学卒業後は私立の高校に入り，吹奏楽部に所属しながら学業も頑張っていた。

ところが，X年10月（高校1年生）頃から特に理由もなく身体がしんどいと言って学校を遅刻したり，休むことが多くなった。その頃より「身体がふわふわしてしんどい。胸がドキドキする。頭に何か入っている感じがする」などの身体違和感を訴えるようになり，「おばあちゃんとしゃべってから頭がおかしくなった。おかしくなったのはおばあちゃんのせいだ」などと興奮することが多くなった。

X年11月20日，両親に付き添われAクリニック（精神科）を受診した際に「神経衰弱状態」と診断され，1日量としてブロマゼパム 15mg，スルピリド 150mg，ハロペリドール 1.5mgを毎食後と，フルニトラゼパム 2mgを就寝前に処方された。しかし，「こんなに薬をたくさん飲んだら中毒になる。僕はおかしくないから薬は飲まない」と言って，通院は2回のみで中断となった。

しかし，その後も「みんなが僕の悪口を言っている。部屋の中を盗聴されている」などの幻聴や被害妄想は続き，自宅へ引きこもり食事もとらないことが多くなった。そのような状態が続いたため，X＋1年1月20日，両親に連れられ当科を初診となった。

【検査結果】
　血液一般・生化学検査で異常所見なし。高血糖の所見なし（空腹時血糖92mg/dL：基準値70～109mg/dL）。頭部CT，頭部MRI，脳波所見で器質的な異常所見認めず。
○WAIS-R（X＋1年2月7日施行）
　　言語性IQ：90，動作性IQ：85, total IQ：92
○WMS-R（X＋1年2月14日施行）
　　verbal：78，visual：98，general：86，attention：91，delayed recall：72
○神経心理学テスト（X＋1年2月12日施行）
　　Wisconsin Card Sorting Test：保続エラー数3個，達成カテゴリー数2個

【初診後の経過】初診時，表情は猜疑的で不安・緊張が強く，質問に対してもほとんど答えず下を向いたままであった。薬物治療の説明を始めると，「僕は病気じゃないから薬は飲まない！　薬を飲むと眠たくなって頭の回転が悪くなる！　僕は薬アレルギーだから，たくさん薬を飲むと身体がおかしくなるんです！」と興奮して話した。担当医より「あなたは今，精神的に衰弱している状態なので，精神を安定させる薬を飲む必要があります。

症　例：17歳，男性
診断名：統合失調症（妄想型）

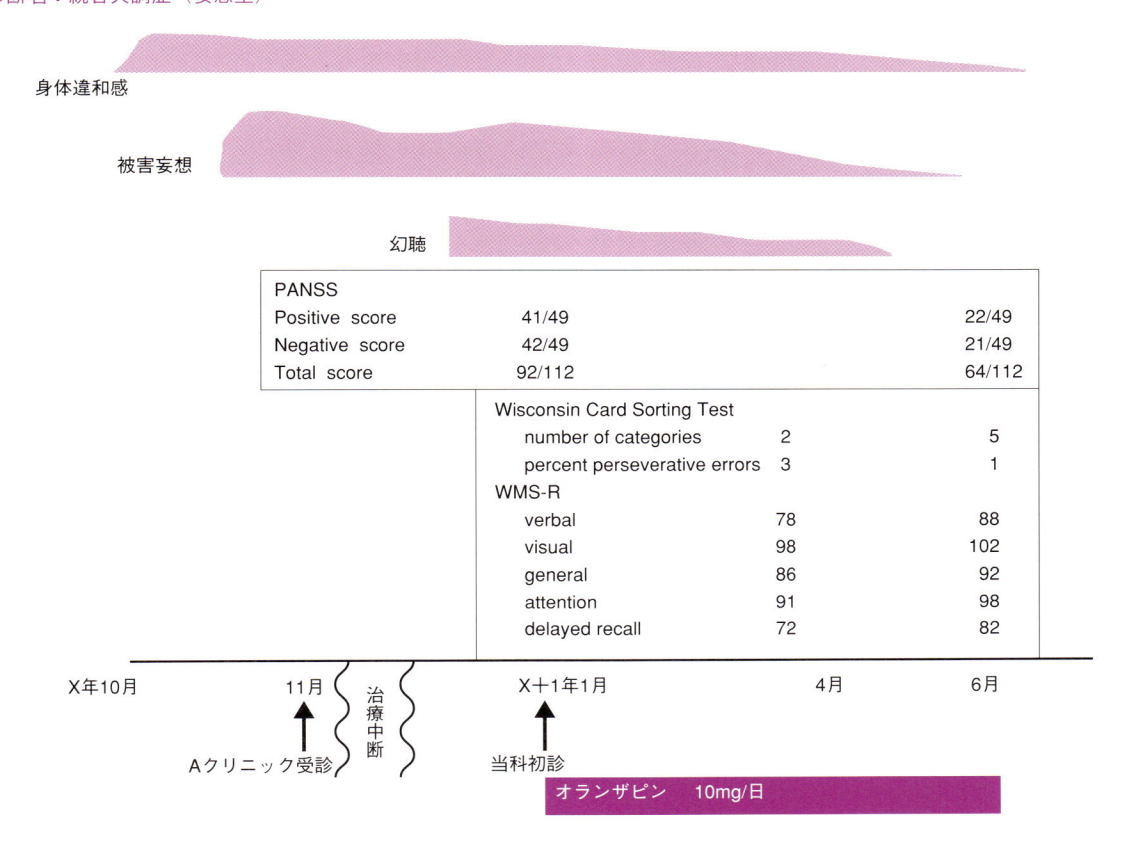

PANSS		
Positive score	41/49	22/49
Negative score	42/49	21/49
Total score	92/112	64/112
Wisconsin Card Sorting Test		
number of categories	2	5
percent perseverative errors	3	1
WMS-R		
verbal	78	88
visual	98	102
general	86	92
attention	91	98
delayed recall	72	82

身体違和感
被害妄想
幻聴

X年10月　　11月　治療中断　X＋1年1月　　4月　　6月
　　　　　↑　　　　　　　　↑
　　Aクリニック受診　　　当科初診

オランザピン　10mg/日

　この薬は寝る前に1回飲めばいい薬です。あなたの状態をみながら錠数を増やすこともありますが，多くても1日2錠から4錠程度の錠数です。薬をきちんと飲めば，必ず気分は落ち着きます」と説明した。しばらく沈黙していたが，「先生，本当に1日1回だけでいいの？　たくさん薬を飲まなくていいの？　本当によくなるの？」と当惑した表情で答えた。繰り返し現在の患者の病状と服薬の必要性，服薬回数と錠数を説明したところ，「先生の言うことが本当なら，ちょっと飲んでみます。早くよくなりたいから」と述べるようになったため，家族にも服薬確認を依頼し，オランザピンを1日10mgから開始した。

　1週間後の受診の際には，眠気などの副作用の訴えはなく，2週後，3週後の受診の際にも副作用と思われる症状は全く認めなかった。その後6週間，オランザピン投与量を1日10mgとして経過を観察したところ，服薬の中断もなく，幻聴や被害妄想は徐々に軽減していった。服薬開始後のX＋1年4月12日に外来受診した際に幻聴について尋ねたところ，「声はなにも聞こえません。あのときのことはよく覚えてません」と答えた。

　オランザピン投与開始前と投与20週後のPANSS（Positive and Negative Syndrome Scale）のトータルスコアでも，92点から64点と著明な改善を認めた。また薬について尋ねると，「この薬を飲んでから頭がすっきりしました。頭の回転がよくなった気がします」と述べるようになった。神経心理学検査においても，12週後に施行したWisconsin Card Sorting Testで保続エラー数が1個，達成カテゴリー数が5個，WMS-Rの下位項目でverbal：88, visual：102, general：92, attention：98, delayed recall：82という結果を認め，認知機能改善が示唆された。また，オラン

ザピン投与後の副作用の発現について，DIEPSS（薬原性錐体外路症状評価スケール）を用いたが，振戦・アカシジア・動作緩慢・唾液分泌過多などの症状も全く認めなかった。

その後，外来への通院は月1回の受診でも特に問題なく，初診時にみられた身体違和感や幻聴・被害妄想などの訴えはなく，おおむね精神状態は安定し，X+1年6月からはドーナツ店の調理のアルバイトにも就けるようになった。現在も当科外来へは規則正しく通院し，服薬中断することもなく，趣味の吹奏楽の専門学校に通いながらアルバイトもこなし，スポーツジムにも通い落ち着いた状態で日常生活を送っている。

【考察】Robinson, D. G.らが，「統合失調症の治療においては早い段階から抗精神病薬を継続投与していく必要性があるが，再発した患者の多くが抗精神病薬の投与を拒否している」[1,2,3,4]と述べているように，再発を防ぐには発病後早期の治療コンプライアンスをどのように高めるかが重要である。また，コンプライアンスを悪化させるさまざまな要因を同定し，個々の患者のアセスメントを講じ，さらに，通院治療と服薬継続を可能にするための信頼関係を患者と築く能力と技術が臨床医に求められる。

本症例においては，発病後早期のクリニックでの治療コンプライアンスは悪く，2回の通院で治療中断となってしまったが，その原因は患者自身の病識の欠如や服薬への強い抵抗であった。また，従来型の定型抗精神病薬の服薬回数の多さが大きな障害となり，治療継続が困難であったと考えられた。しかし当科受診後，服薬の回数と錠剤数の少ない非定型抗精神病薬の使用を患者に提案し，服薬の必要性を十分に説明したことで治療コンプライアンスが高まり，その結果，幻聴や被害妄想などの病的体験も軽減し精神状態は安定することとなった。

【まとめ】今回，統合失調症の初発症例において当初は薬物療法の介入が難しかったが，服薬の回数と錠剤数の少ない非定型抗精神病薬を選択したところ，治療の導入がうまくいき症状の軽快がみられた症例を経験した。治療導入の際に十分な薬物療法の必要性を説明し，副作用が少なく，かつ服薬の回数の少ない非定型抗精神病薬を使用することは，患者の服薬開始の抵抗を軽減し，長期的にもコンプライアンスが良好となる。さらに，服薬回数と1日の錠剤数が他の非定型抗精神病薬よりも少ないオランザピンを使用することは，薬物療法的に介入しやすい利点があると考えられる。よって，統合失調症の初発症例において積極的にオランザピンを使用することは有益と示唆される。

◆文　献

1) Robinson, D. G., Woerner, M. G., Alvir, J. M. et al.：Predictors of treatment response from a first episode of schizophrenia or schizoaffective disorder. Am. J. Psychiatry, 156(4)：544-549, 1999.

2) Robinson, D. G., Woerner, M. G., Alvir, J. M. et al.：Predictors of medication discontinuation by patients with first-episode schizophrenia and schizoaffective disorder. Schizophr. Res., 1；57(2-3)：209-219, 2002.

3) Robinson, D. G., Woerner, M. G., McMeniman, M. et al.：Symptomatic and functional recovery from a first episode of schizophrenia or schizoaffective disorder. Am. J. Psychiatry, 161(3)：473-479, 2004.

4) Sevy, S., Robinson, D. G., Holloway, S. et al.：Correlates of substance misuse in patients with first-episode schizophrenia and schizoaffective disorder. Acta. Psychiatr. Scand., 104(5)：367-374, 2001.

激しい精神運動興奮を伴う統合失調症に対し
オランザピンが著効した1例

大阪医科大学神経精神医学教室　堀　貴晴

【症例】24歳，男性
【診断名】統合失調症
【現病歴】元来おとなしい性格で，どちらかというと団体行動を好まず，1人で過ごすことが多かった。趣味は友人が変わるとその都度変わり，何ごともあまり長続きするほうではなかった。幼少時，学校から帰宅しても母親がバドミントンクラブに出かけ，父親も仕事のため，いわゆる「鍵っ子」生活を強いられていた。

特に問題なく学童期を過ごし，15歳時，私立の工業高校に入学した。そのときには友人とバンドを結成するなど活発に過ごしていた。18歳時に高校を卒業し，自動車部品工場に就職した。ちょうどその頃に，別の高校に進学しても仲良くしていた友人に約束をすっぽかされたことを契機として仲違いし疎遠となった。その後は仕事が終わるとまっすぐに帰宅し，夕食後には自分の部屋にこもって音楽を聴いたり，1人でゲームセンターに行ったり，といった生活を続けていた。家に友人が来ることもなく，本人を訪れるのは選挙のたびに投票を依頼しに来る政党関係の人間ぐらいであったが，頼みを断れず毎回その政党に投票していた。23歳頃から疎遠になっていた友人が頻繁に訪れ，宗教への入信をしきりに勧めるようになった。

X年（24歳時），悩みながらも結局その宗教に入信したが，母親も過去にその宗教に入信していたことがあり，さほど気にすることもなく放置していた。しかしその頃から睡眠があまりとれなくなり，「俺が悪い」，「俺は選ばれた人間やと思ってたけど違った」，「俺が馬鹿やった」などと言うようになった。「母さんを信じていいか」と言うとき以外はうつむいて目線を合わさず，家の中を落ち着かない様子でうろうろし，仕事も休み食事も摂らなくなった。また都心で行われるイベントに1人で出かけようとしたが，「周りの視線が気になる」と言い帰宅した。その際に自ら「やっぱり病院に行かなあかんわ」と言い，当科を受診した。入院治療の必要性があったが入院には強く抵抗を示したため，同日当科に医療保護入院となった。

【入院時現症】入院の説明をする際から，「俺をどうする気や」，「入院なんかせえへんぞ」と大声で叫んでいた。しばらくすると落ち着いて病棟への移動に同意したが，病棟においても母親に「入院したくない」，「怖いねん」と訴え続けていた。表情は硬く笑顔を示すこともなく，終始うつむき加減で時折目線を合わせるのみであった。入院前の出来事について質問すると，「テレビ見てたら自分の気持ちに合わせて野球の観客がわーっと騒いだ」といった思考伝播や関係妄想を訴えるが詳細は語らず，ただおびえている様子であった。また「殺すんやろ」，「助けてくれるんか」などとしきりに医師に質問し，病棟をキョロキョロ見わたし，「これって嘘やんな」，「作り物なんやろ」とも述べ，見るものを次々に妄想知覚の形式で取り込んでいった。このため採血や投薬の際には特に強くおびえ，突然逃げるといった行動もみられた。意

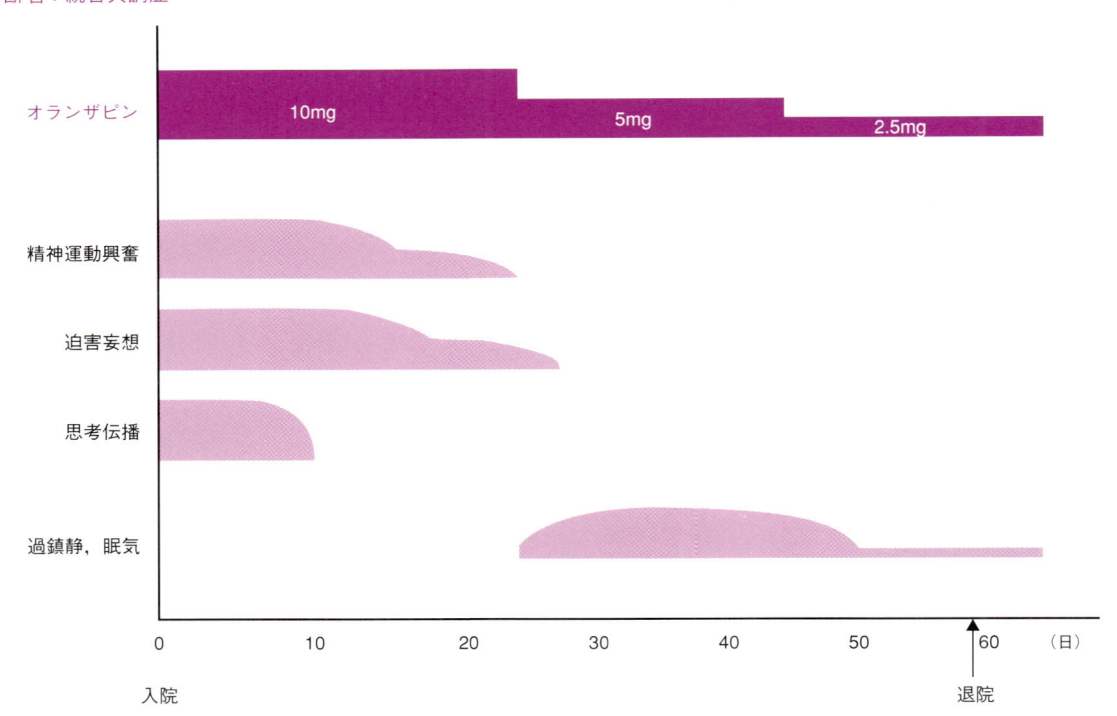

症　例：24歳，男性
診断名：統合失調症

識はおおむね清明であると思われたが，精神運動興奮は著明であった。

【入院経過】入院時よりオランザピン10mgの投与を開始したが，表情は硬いままで，「この空間嘘でしょ」，「俺1人のためにみんなが動いてるんでしょ」，「俺の気分によってテレビの内容が変わる」，「みんな僕を殺そうとしてるんでしょ」などといった発言を繰り返していた。しかし，おびえながらも何とか服薬は続けた。第7病日頃より「何となく助けてくれそうな気がするんです」，「テレビがふつうに見れました」などと言うようになり，第17病日には，それまで恐怖に思っていたこと，すなわち思考伝播や迫害妄想について過去を振り返りながら語るようになった。その頃より徐々に表情の動きを認めるようになったが，同時に入院前後のことを思い出しておびえることもあった。

病的体験がおおむね消失し精神運動的にもほぼ静穏となったため，第26病日よりオランザピンを5mgへ減量した。第31病日より外泊を開始したが特に問題はなかった。しかし眠気が強く1日中臥床がちであったため，薬剤による過鎮静と考え，第44病日からはオランザピンを2.5mgへ減量した。日中の活動も比較的活発となり，第58病日退院となった。

【退院後の経過】退院後約2ヵ月の休職を経て職場復帰し，現在も2週間に1度の通院を続けながら休むことなく通勤している。しかし休みの日にはやはり自宅でテレビゲームをして過ごすことが多く，おしゃれなどにも無関心で，仕事以外に外出することは少ない。

【考察】近年，統合失調症に対し，非定型抗精神病薬が第一選択薬となりつつある。しかし発売されて日が浅いこともあり，これらの薬物の特徴は臨床経験から明確に分類されていないのが現状である。ここでは本症例でも認められたオランザピンの精神運動興奮に対する効果を，その薬理学的特徴に触れながら考察する。

非定型抗精神病薬は，その薬理作用からオランザピン，フマル酸クエチアピンの群とリスペリド

ン,塩酸ペロスピロンの群に大まかに分けられる。このうち前者はさまざまな神経伝達物質受容体を遮断するといったクロザピンに似た薬理作用を有しており,オランザピンについてはMARTA(multi-acting receptor targeted antipsychotic)という概念が提唱されている。これらの薬物の最大の特徴はドーパミンD_2受容体への結合率にあるとされている。その説明として,中脳辺縁領域におけるドーパミンD_2受容体の占有率が黒質線条体におけるそれよりも高いことや,ドーパミンD_2受容体に対しよりゆるやかに結合する(loose binding)などといった報告がある[2]。確かに抗ムスカリン受容体遮断作用を併せ持つとはいえ,本症例では錐体外路症状が少なく,その理由の1つとしてドーパミンD_2受容体遮断作用の弱さが考えられる[2]。しかしこのことはオランザピンの安全性を判断する材料の1つではあるが,薬物の有用性に関するもう1つの要素である効果に対する評価とは直結しない。

オランザピンは先に述べたようにMARTAと呼ばれ,ドーパミンD_2受容体遮断作用以外にさまざまな受容体遮断作用をもつ。その中でもセロトニン$5HT_{2A}$受容体,アドレナリン$α_1$受容体,ヒスタミンH_1受容体に対する親和性が高いことが確認されている[3]。これまでヒスタミンH_1受容体およびアドレナリン$α_1$受容体に対する親和性の強さは傾眠または過鎮静という副作用として捉えた報告はある[1]が,鎮静作用という抗精神病薬の作用としての報告はほとんどない。しかし,当初から鎮静を目的として適切に用量設定すれば,これらの受容体遮断作用からもオランザピンにより鎮静作用が得られることは想像に難くない。

非定型抗精神病薬発売以前は,大まかではあるが,抗幻覚妄想作用に優れたブチロフェノン系の薬物と鎮静作用に優れたフェノチアジン系の薬物を個々の患者の状態に合わせて使用してきた。しかし近年の臨床場面では,リスペリドンが先行して発売され,その他の薬物は使用経験が少ないこともあり,標的とする症状に合わせて薬物を選択しているとはいいきれない。しかし本症例において示されたように,オランザピンは作用としての優れた鎮静効果が得られることが期待できる。今後本症例のような病初期に幻覚妄想状態を呈しさらに精神運動興奮を伴うような症例について,第一選択薬としてオランザピンが使用できる可能性が示唆された。

これまでにオランザピンの精神運動興奮に対する効果について述べてきたが,筆者は本症例以外に激しい精神運動興奮を伴った患者を3例経験し,そのいずれにもオランザピン単剤による薬物療法を施行したので,併せて報告する。

1例目は初診時28歳,女性。一度目の病期で,症状は両親を対象とする被害妄想であり,このため家で大声を上げたり,ベランダから飛び出そうとするなど,精神運動的に極めて不穏であった。初診日にそのまま入院となり,オランザピン5mgによる薬物療法を施行し1ヵ月で軽快退院となった。

2例目は初診時27歳,女性。四度目の病期で,症状は多動,多弁,精神運動興奮であり,著しい攻撃性を示した。このため入院となり,オランザピン10mgによる薬物療法を施行し,1ヵ月で軽快退院となった。

3例目は初診時36歳,女性。三度目の病期で,症状は誇大妄想,迫害妄想,多動,多弁,精神運動興奮であり,他者を蹴ったり激しく罵ったりした。このため入院となり,オランザピン20mgによる薬物療法を施行したが,こういった状態が増悪したため,3週間後にゾテピン300mgを追加し,最終的にはゾテピン100mg,オランザピン20mgとして約3ヵ月半で軽快退院となった。

いずれの症例も激しい精神運動のため入院となったが,オランザピン投与により比較的良好な治療効果を認めている。今後もこのような症例を集め分析していく予定である。

文　献

1) 村崎光邦他編:精神科薬物療法. 臨床精神医学講座14巻. p.81, 中山書店, 東京, 1999.
2) Seeman, P. and Tallerico, T.: Antipsychotic drugs which elicit little or no Parkinsonism bind more loosely than dopamine to brain D2 receptors, yet occupy high levels of these receptors. Mol. Psychiatry, 3:123-134, 1998.
3) 山口高史, 中澤隆弘, Bymaster, F. P.: Multi-

Acting Receptor Targeted Antipsychotic（MARTA）とは – Olanzapine の薬理特性と臨床効果. 臨床精神薬理, 4：919-930, 2001.

オランザピンの有効性と精神科領域での
コンプライアンス確保の重要性を示す統合失調症例

豊和麗病院　田　中　勝　也

【症例】33歳，男性
【診断名】統合失調症
【家族歴】同胞なく第1子。特記すべきことなし。
【既往歴】特記すべきことなく，入院歴なし。
【現病歴】X−15年，高校卒業後，憑依妄想，注察妄想様の症状が出現し，Y大学附属病院を初診し，4, 5年間ほどの通院歴がある。病状が寛解したため専門学校に進学。優秀な成績で卒業し，就職して，設計部門に配属された。5年後のX年4月，開発設計担当になった頃より業務が多忙になり，充実感はあったものの身体の疲労は蓄積していった。上司よりつらくあたられるようにもなり，X年7月頃，幻聴，独語，思考障害（連合弛緩），電波体験，被害関係妄想，見張られ体験，易刺激性，家族への暴力などがみられるようになり，隣家の器物損壊に至ったため，X年10月，措置診察の上，入院となった。病識はなかった。

初診時には策略にかけられ殺されるのではないかと思ったと，後日，述懐している。入院後，リスペリドン8mg/日，ゾテピン75mg/日を中心に投薬開始。

【入院後経過】
●入院1ヵ月後
「高い周波数の電磁波が送られているが，あきらめて撤退したようだ」と述べ，幻覚妄想状態は消退しているという。しかし，陰謀の首謀者と考えている両親に電話をし，「電磁波を取り除いてほしい」，「策略の契約はしないでほしい」といった，入院当初と同様の訴えをしており，患者に確認すると「そのとおり」と肯定し，病状を述べた。易刺激性や興奮はみられなくなっていた。

X年11月下旬，幻聴はいくぶん軽快したが，思考伝播を認め，「電磁力線が強くて話ができない」と言うなど陽性症状が継続していたため，オランザピン10mgの投与を開始した。X年12月，目のかすみ，便秘，排尿困難が出現している。
●入院3ヵ月後
執拗に訴えていた電波体験は軽快したが，策略であると考えたり，罠にはめられたといった被害関係妄想は継続していた。しかし，感情的疎通も良好で，表情は穏やかになっていた。X＋1年2月に任意入院に変更された。同年3月，電波体験，監視体験，被害関係妄想などが再燃した。
●入院6ヵ月後
X＋1年4月，陽性症状は軽快したが，羞明感，排尿障害，便秘を訴えた。経過は良好で，4月以降，計9回の自宅外泊を繰り返し，患者，家族ともに自信が得られたとして，同年6月に退院となった。
●発症後12ヵ月後
月に2回の頻度で外来通院を行った。幻覚，妄想，思考障害，電波体験などを認めず，経過は良好であった。口渇感，軽度の全身倦怠感，羞明感がみられたためリスペリドンを完全に中止し，オランザピンのみの投与としたところ，これらの症状は消退した。
●発症後15ヵ月後
月に1回の頻度で外来通院した。自らの健康維

症　例：33歳，男性
診断名：統合失調症

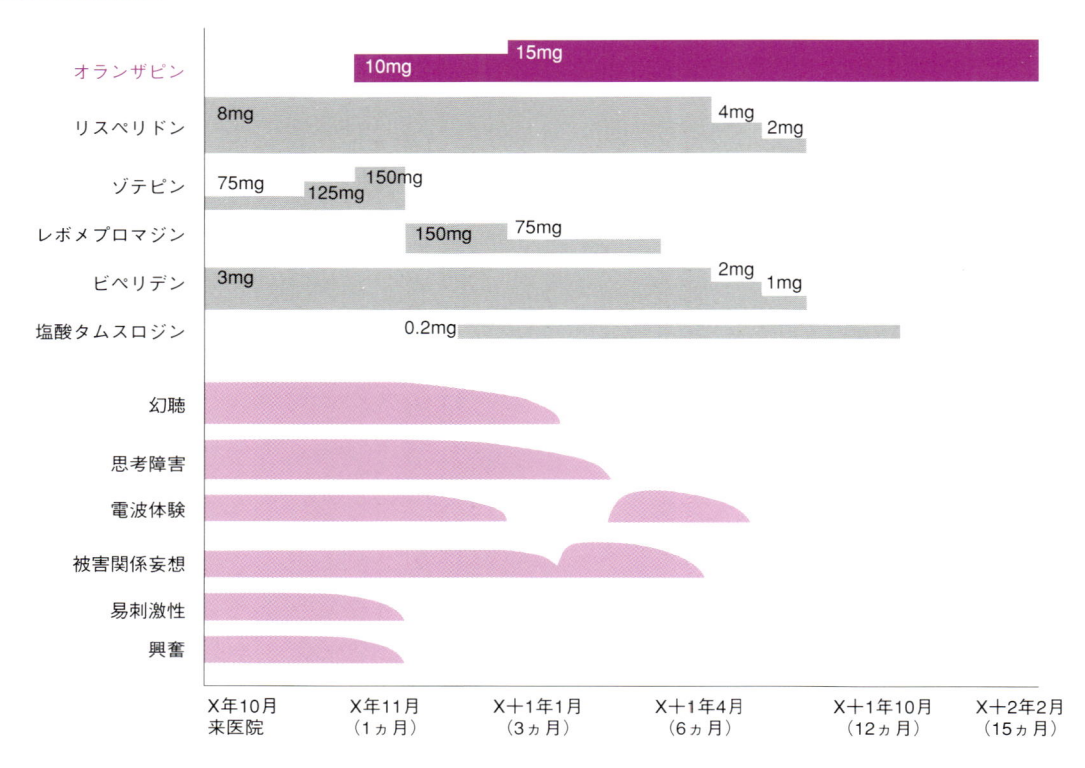

薬剤	X年10月来医院	X年11月(1ヵ月)	X+1年1月(3ヵ月)	X+1年4月(6ヵ月)	X+1年10月(12ヵ月)	X+2年2月(15ヵ月)
オランザピン		10mg	15mg			
リスペリドン	8mg			4mg	2mg	
ゾテピン	75mg	125mg	150mg			
レボメプロマジン			150mg	75mg		
ビペリデン	3mg			2mg	1mg	
塩酸タムスロジン			0.2mg			

症状：幻聴，思考障害，電波体験，被害関係妄想，易刺激性，興奮

持に積極性をもち，これまでの発症に至った状況，病的状態の回顧，洞察を行うことができ，病識を獲得している。両親に配慮を示したり，花を育てたりと，心のゆとりもみられるようになった。処方内容に関心をもち，理解の上で自ら服用している。

【考察】
① リスペリドン，ゾテピンあるいはレボメプロマジンの投与により易刺激性や興奮は軽快したが，被害関係妄想，思考伝播，電波体験などの症状が軽快せず，苦痛が持続したため，オランザピンが追加投与された。オランザピン投与開始後，約1ヵ月で被害関係妄想を残すのみとなり，一時的な再燃がみられたものの0.5ヵ月ほどで軽快し，すべての症状が改善した。
② 他者との交流に不安を示した時期もあったが，自閉には至らず，意欲の障害も徐々に軽快してきている。思考，感情面にても陰性症状と判断される所見は少ない。
③ 口渇感，全身倦怠感，排尿障害，便秘，目のかすみ，羞明感などの薬物副作用は，オランザピン単剤投与となってから速やかに軽快した。

当院における服薬指導に関する統計では，入院患者の関心は薬効，薬品名，相互作用，食べ物の影響，服用量の順であった。退院時の服薬指導では副作用33％，相互作用28％，薬剤の種類21％，飲み忘れたときの変化15％，服用方法3％であった。本症例では，オランザピンは③のような副作用が軽微あるいはみられなかったため，患者の余分な不安を増幅することなく，自らの服薬への動機付けを容易にできたものと考える。服薬指導はより有効であり，したがって被害関係妄想を有した患者と，策略の一端を担っていると考えられていた治療者らとの信頼関係の醸成に寄与するものである。

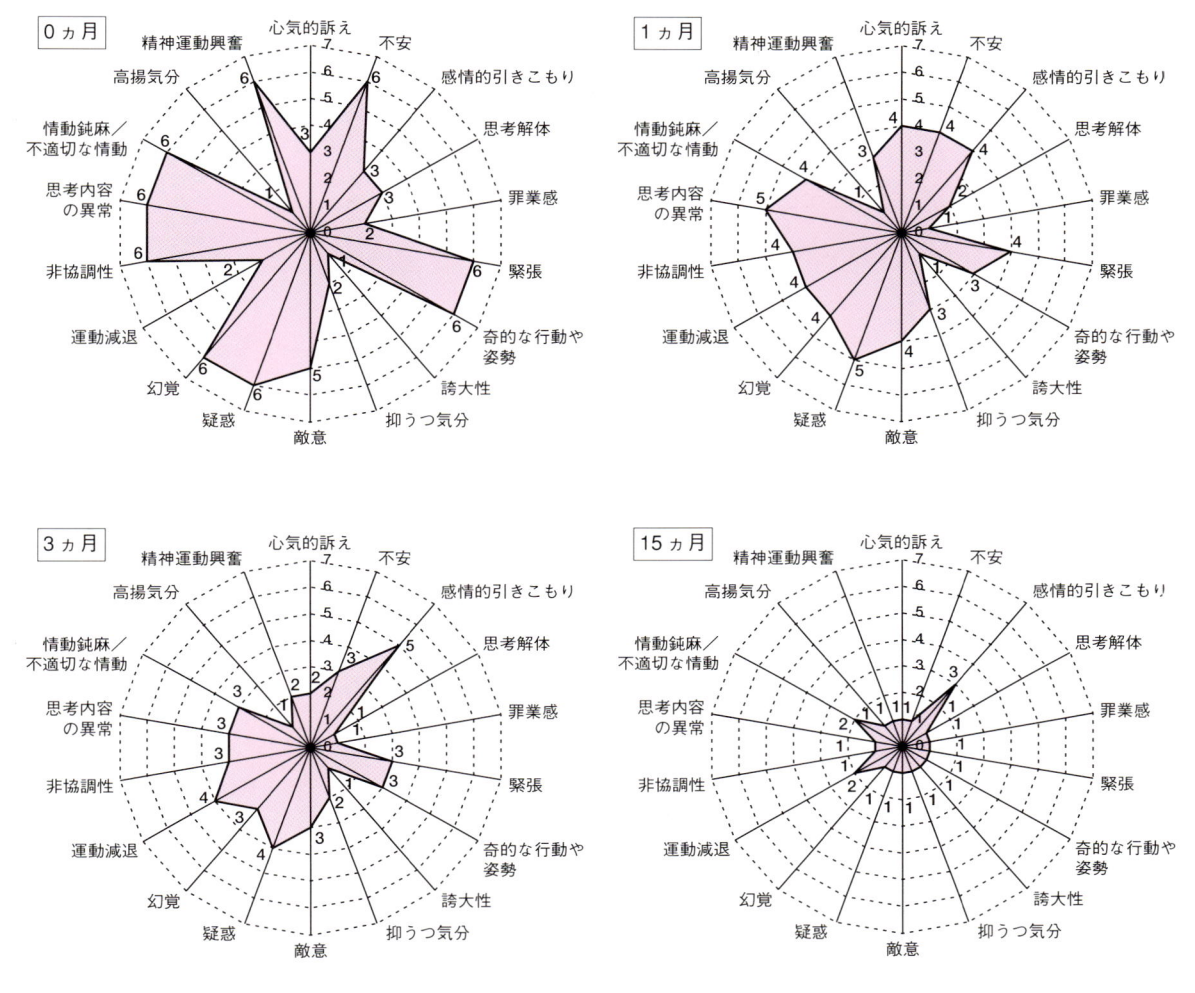

図1　PANSSに基づく臨床評価

㉑ オランザピンへの変更後，病前同様の生活を送っている1例

至誠堂 冨田病院　原　淳夫

【症例】17歳，女性
【診断名】統合失調症
【家族歴】両親と姉，本人の4人家族。母親は少々神経質で過干渉気味。父親は生真面目な堅い感じの銀行員である。姉は昨春，医大合格を果たし，大学近くでアパート暮らしを始めたばかりであった。また本人，家族ともにかわいがっている犬がいる。
【現病歴】昨春までは特に問題はなく，明るく，友人も多い活発な高校生活を送っていたという。4月中旬から非常に激昂しやすく，一見，躁状態とうつ状態の繰り返しが続いているようにみえた。

5月に入り，急に「無理したくない」と学校を休んだかと思うと，翌日下校途中で献血をしてきて「すごく世の中のためになった。すごいでしょう」と大喜びすることがあった。

5月13〜17日まで九州へ修学旅行に出かけたが，班行動と別行動をとったり，よくわからないことを言い出したりして，引率の先生たちが対応に困ったとのことであった。帰宅後，微熱が続き，食事をとらなくなり，部屋を暗くして閉じこもってしまった。

5月20日，それまで閉じこもって静かにしていたのが嘘のように興奮状態となり，「天才わかめちゃん。私はずっと我慢してたの。偉いから一人でちゃんとしなくちゃ。つらいの，つらいの」などとしゃべり続けるため，家族が対応できなくなり，21日に近医受診。

受診時，「私は乙女，エンジェル」など，了解できない発言を続け，投薬を受けて帰宅。22日は静かであったが，23日，興奮状態となり，再び家族が対応困難となりS病院受診。脳炎を疑われT病院を紹介された。同病院にて受診時は昏迷状態であり，諸検査にて脱水以外に所見なく精神疾患を疑われ，当院に紹介受診となった。

【臨床経過Ⅰ】5月24日受診時，「よくなった。お父さん，お母さん，ケンカしないで仲良くしてね。死なないでね」と泣いたかと思うと，「一緒に来てくれてよかった」と笑い，錯乱状態を思わせたり，突然無言となって一点をみつめ動作が停止してしまい，カタレプシーを呈していた。同日入院。入院時の諸検査では脱水以外は所見認められず，点滴治療を開始。点滴中に初日からハロペリドール5mgとビペリデン5mgを注射した。1週間しても軽快せず，カタレプシーが続き，コミュニケーションがとれなかったため，ハロペリドール10mg，乳酸ビペリデン10mgへ増量。

6月1日（9日目），徐々に簡単な返事をするようになり，カタレプシー改善。しかしながら徐々に出現してきた流涎が増強し，筋強剛，振戦もみられるようになった。6月4日（12日目），ハロペリドール6mgに減量し，リスペリドン3mg*を内服薬にて開始。

6月6日（14日目），食事摂取がうまくいくようになった。愛犬の様子を確かめたいと希望するため，自宅まで外出を許可。帰院後，身体の硬さや動きづらさを訴えるため，6月9日（17日目），ハロペリドールを3mgに減量し，リスペリドンを

症　例：17歳，女性
診断名：統合失調症

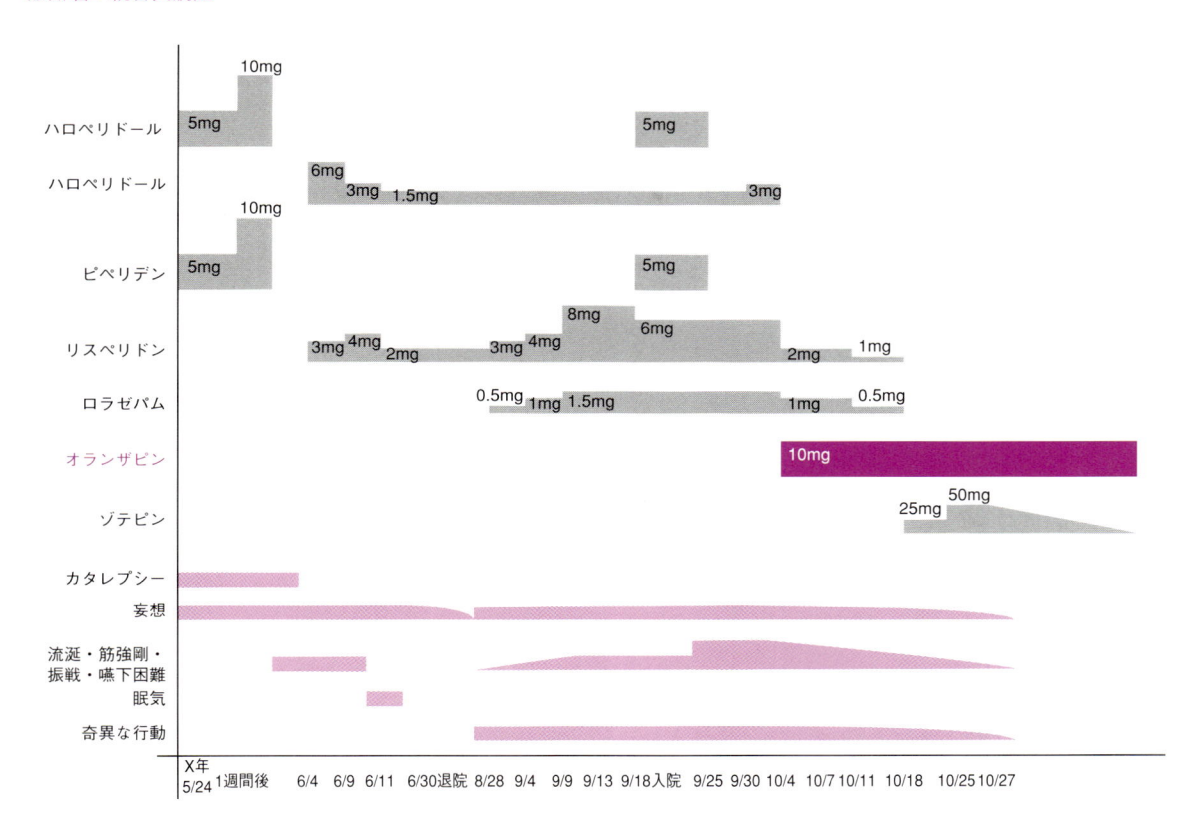

4mgに増量。その後，流涎，筋強剛，振戦など錐体外路症状は消滅し，6月11日（19日目），眠気が強くなってしまうと訴えがあり，リスペリドン2mg，ハロペリドール1.5mgに減量。

6月30日（38日目），コミュニケーションはやや硬い感じであったが外泊しても支障ない様子で，両親からも退院希望があったため，同日退院となった。

8月下旬まで落ち着いていたが，不眠の訴えにて，8月28日（97日目）再来。リスペリドン1mgとロラゼパム0.5mgを追加した。しかし登校拒否をして部屋に閉じこもっているかと思うと，突然「一生寝ている。薬を全部飲む」と自暴自棄な発言をして興奮。両親から自分たちの対応でなるべく入院せずにやっていきたいと希望あり。9月4日（104日目），リスペリドン4mg，ロラゼパム1mgまで増量し，ハロペリドールは1.5mgを維持とした。

9月9日（109日目），時に所かまわずでんぐり返り（前転運動）をしだし，あちこちを軽くぶつけたりするようになった。「ただそんな感じがしてたから」とその行動について理由が表現できない。リスペリドン8mg，ロラゼパム1.5mgに増量。9月13日（113日目），微熱，流涎に加え，軽度の嚥下困難，筋強剛，振戦を認め来院。摂食量も減っているため，以後毎日点滴に来院。

9月16日（116日目）頃から急に自分の首を軽くしめたかと思うと，でんぐり返りをしたり，包丁を見ながら笑っていたりする奇異な行動が増えた。9月18日（118日目），姉の首を軽くしめたり，階段をでんぐり返りで転がり落ちる行為をしだした。頭部打撲もしており，頭部CT施行後入院。
【臨床経過Ⅱ】入院後，リスペリドン6mg，ロラゼパム1.5mgとし，点滴治療に同日からハロペリ

ドール5mg，乳酸ビペリデン5mgを注射した。9月25日（125日目），奇異な行動は治まるが横になりがちで，流涎，筋強剛，振戦が増強し，時に嚥下状態がさらに悪化してきた。9月30日（130日目），奇異な行動を強めるために，ハロペリドール注射剤5mgを追加し，内服と合わせて6.5mgまで増量。しかし，副作用増強のため，ハロペリドールを内服薬として3mgまで減量。

10月4日（134日目），錐体外路症状が改善されないため，ハロペリドール中止。リスペリドン2mg，ロラゼパム1mgに減量。オランザピン10mgを開始した。10月7日（137日目），被害妄想の行動化のため，点滴抜去や病棟のドアノブをガチャガチャと回し開けようとする行動が起こった。聞いても理由は表現できなかった。

10月11日（141日目），錐体外路症状が改善してきた。リスペリドン1mg，ロラゼパム0.5mgに減量。ドアノブを回す行動が続いており，時に突発的に職員に飛びついたりした。理由を聞いても硬い表情をして黙っており，表現できなかった。しかし，他患とオセロゲームをしながら楽しそうに笑ったりすることもあった。10月18日（148日目），リスペリドン，ロラゼパム中止。やはり職員に飛びついたり，職員の後を追ってすばやくドアを出ようとする行動があり，ゾテピン25mgを鎮静目的にて追加。10月20日（150日目），職員に飛びついたのは「家に帰りたかった。ここから出たいから鍵を盗ろうとして飛びかかった」と言語化できた。さらに「もうここから出してもらえないと思った」と以前の自分の行動についても説明しだした。食事もすすむようになり，点滴を中止。点滴はこわかったと話すが理由は不明であった。

10月25日（155日目），だいぶ落ち着き，他患ともにこやかに過ごしているが，突然職員に飛びつくことは続いていた。頻度は減っていたが，症状がよくなれば退院できると何度説明しても続いていた。そのためゾテピン50mgに増量。

10月27日（157日目），面会に来た母親に事情を説明すると，退院して様子をみたいと希望。職員に飛びつく以外は奇異行為もみられず錐体外路症状も消失していたため，退院へ踏みきった。

11月10日（171日目），外来受診時，登校や受験科目の選択について，落ち着いて話していた。表情も豊かで，会話も入院時と比較にならないほど流暢になっていた。オランザピン10mg，ゾテピン50mgを継続。12月6日（197日目），期末テストを乗り切れたが結果が不安であると自ら述べていた。12月20日（211日目），期末テストを赤点がなくクリアできたことをうれしそうに述べ，家族でスキー旅行に行ってきたことを報告。スキーの腕前は落ちていなかったと母親が喜んでいた。

1月24日，受験の選択科目を決め，朝6時30分に起床し通学中とのことであった。また部活も時折こなし，友人ともメールを通じ，関係回復へと向かっていると報告。

2月21日現在，学年末テストに向け勉強中であり，不安を述べているが，高校生活へ戻れたと喜びつつ報告していく。

【考察】当初，脳炎や心因反応を疑われた初発の統合失調症であり，ハロペリドール使用にてカタレプシーなど改善したが，疎通性がいまひとつで，筋強剛，流涎，振戦などの錐体外路症状が出現した。リスペリドンへ変更し，疎通性も改善され前記錐体外路症状の改善もみえた。しかし，2ヵ月ほどで幻覚・妄想状態，奇異な行動，不眠にて再燃。リスペリドン増量にロラゼパムも追加したが改善みられず，発熱，嚥下障害，筋強剛，流涎，振戦などの副作用が出現した。そのためオランザピンへの変更を行い，症状改善に加え，現在のところ生活状況も病前と同様に保たれている1例であった。

リスペリドン減量時，被害妄想，奇異な行動が活発となったが，2～3週間で軽快している。ゾテピン使用の効果も否定できないが，急性期の症状についてもオランザピンが使用でき効果を認められたと考えられる。さらに生活状況が，病前同様保たれているとの家族の評価は特筆できるものであろう。学期末テストをのりきれたことから，集中力や記憶には大きな支障がないことが予想できる。またスキーの腕前が落ちていないことからすると，運動機能やそれに伴う瞬時の判断にも大きな問題が起こっていないと想像できる。友人とのメール交換を難なくこなしていることも当然で

あろうか。外来受診時の表現力や動作，会話の流暢さがそれを裏付けていると考えられる。そして薬を服用している患者自身からも1日1回の服用ですむことについて評価を得ており，コンプライアンスもよくなるであろうことがうかがえた。今後ゾテピンを中止し，オランザピン単剤への移行を考えている。

＊リスペリドンの承認されている開始用量は「1mg 1日2回より始め，徐々に増量」となっています。

強い混乱状態をきたした統合失調症患者にオランザピンが著効した1例

村井病院　竹内文一

【症例】29歳，女性
【診断名】統合失調症
【主症状】混乱，被害妄想，昏迷
【家族歴】同胞2人，第2子，次女。実母は患者が5歳の頃に癌性腹膜炎（原発不明）にて亡くなっている。患者の幼少時に父が再婚し，現在は父，継母，夫，長女との生活。精神疾患の遺伝的負因なし。
【生活歴】幼少の頃から継母との関係が良くなく，小学校6年生のときに「自分だけ怒られる」との訴えがあった。中学校2年生のときに，「仲間はずれにされた」と不登校になった。その時期に独語が出現。家族旅行中，網走の刑務所をみて「怖い，怖い，私が犯人だから」などと関係妄想を訴え，まもなく意欲減退もみられるようになった。X－16年6～8月まで大学病院に通院し，その後当院受診。統合失調症の診断で，当院通院となった。

　中学校を不登校のままなんとか終え，通信制の高校を卒業した。定職には就けずアルバイトなどしていたが，あまり長続きはせず自宅にいる時間が多かった。X－4年結婚し，夫や両親の強い希望もあり，妊娠後出産に向けた。催奇形性などの危惧から薬剤を減量した。その後，昏迷状態に陥り，X－1年6月，大学病院に入院（入院時に四肢抑制を行った）となった。この入院経過の中で出産している。同年8月退院し，当院へ通院しながらの子育てとなった。
【現病歴】X－1年12月6日，定期受診で状態はおおむね安定していた。そのときすでにハロペリドールを主とした定型抗精神病薬を塩酸クロルプロマジン（CP）換算で1350mg/日，ビペリデン4mg/日，酸化マグネシウム3g/日，就寝前にフルニトラゼパム2mg，ブロチゾラム0.25mgを投与していた。同年12月10日の夜，自宅において興奮状態となり，継母に連れられ受診。「考えが抑えつけられる」，「感情が抑えつけられる」，「噂されている。誰かに見られている，見ている人と喧嘩になる」など被害妄想・関係妄想を認めた。「具合が悪くなっていく感覚がある」と訴えながら号泣し，強い混乱状態にあった。当日は，ハロペリドール・ビペリデン5mgの筋注を実施し，落ち着いたところで自宅に帰した。

　しかし，その後も定期外来を待てず電話や外来受診をし，「神経が薄れる」，「薬で抑えつけられている」との訴えを繰り返した。X年1月24日，「頭がパンパンする」，「感情が出ない」，「神経がおかしい」，「薬のせいだ」などと訴え，また昼間の眠気も出現するようになったため，塩酸クロルプロマジンを350mg/日まで減量した。X年2月14日，眠気などの症状が治まらないことから，就寝時のブロチゾラムの投与を中止した。X年2月28日，「感情・神経が薄れる」といった訴えのほかに，昼間の眠気と夜間の睡眠が確保できない，便意までわからないといった混乱状態になった。入院も検討したが，家族の助けがあることから現状の通院での治療を継続したうえで，オランザピンを追加投与することにした。

症　例：29歳，女性
診断名：統合失調症

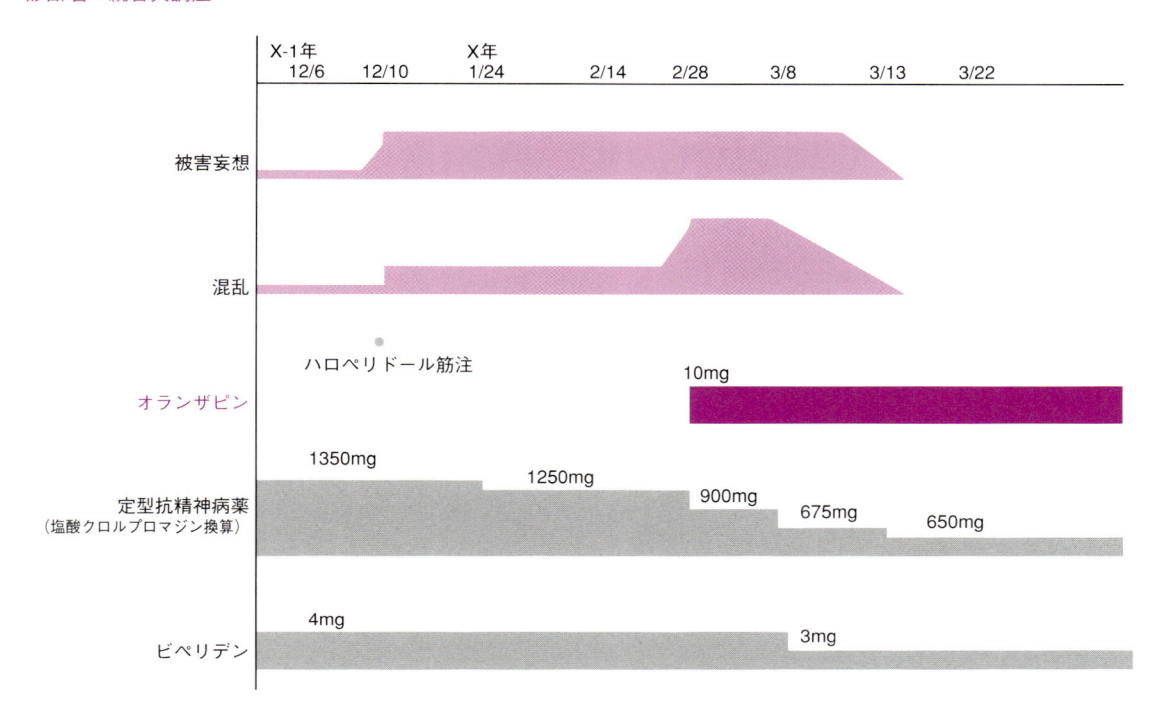

	X-1年		X年					
	12/6	12/10	1/24	2/14	2/28	3/8	3/13	3/22

被害妄想

混乱

オランザピン　ハロペリドール筋注　　10mg

定型抗精神病薬（塩酸クロルプロマジン換算）　1350mg　1250mg　900mg　675mg　650mg

ビペリデン　4mg　3mg

　オランザピン追加時：オランザピン10mgを夕食後に投与開始。並行して就寝時のフルニトラゼパムの投与は中止。また定型抗精神病薬（CP換算）を900mg/日へ減量した。ビペリデンと酸化マグネシウムの用量は変えなかった。

　X年3月8日，「寝る前はすっきりしている。起きたときはすっきりしてない」と訴えた。そこで就寝前の定型抗精神病薬・ビペリデンの投与を中止した。X年3月13日の定期通院時の訴えは，「全体的にすっきりしない」，「就寝前の薬をやめても十分眠れている」とのことであった。このため定型抗精神病薬（CP換算）を650mg/日に調整した。また，「カマ（酸化マグネシウム）が口の中でザラザラと不快である」との患者からの要望で，錠剤であるセンノシド48mg/便秘時に切り替えた。症状が悪化して以来，家事らしいことが何ひとつできなかったが，少しずつ行えるようになってきたというのもこの頃からであった。X年3月23日，定期外来通院にて，「雪かきをして非常に調子が良い，本来の自分並に良くなった」と，状態が良好であることを入室するなり伝えてくれた。夜間も中途覚醒することなく，昼間の眠気も解消され，料理・洗濯などの家事もこなせるようになり，日常生活リズムが安定してきた。「神経が薄れる」などの訴えもなくなり，意欲も向上し全体的に活動性も上がっている。今後，さらに他の薬剤を減量する方向で同意を得た。

【考察】本症例のように，非定型抗精神病薬による急性期（軽症～中等症）症例に対する有効性についての議論がここ数年の間に活発に行われるようになった。第一世代といわれている塩酸クロルプロマジン，ハロペリドールといった定型抗精神病薬は，急性期にしばしば伴う強い陽性症状などのケースに対して今もなお有効な薬剤といえる。その効果の反面，錐体外路症状の出現や二次性陰性症状などの副作用を引き起こすといったこともしばしば経験する。そのような中で，第二世代と称される非定型抗精神病薬が近年次々登場するようになった。

　非定型抗精神病薬の最大の特徴として，陰性症

状に代表される定型抗精神病薬で改善しきれなかった症状を改善させ，錐体外路症状といった副作用を引き起こす頻度・程度が低いだけでなく，プロラクチン濃度を上昇させる頻度・程度が低いといった，有効性と安全性などを確立している。それにより，入院期間の短縮，処方のスリム化，社会復帰などが可能になった症例も散見できるまでに至った。しかし，非定型抗精神病薬がこの特徴を一律に持ち合わせているものではないということは臨床経験や複数の研究によって明らかにされている。臨床医としては個々の非定型抗精神病薬の特性を理解した上でそれらを使い分け，それぞれの特徴を活かしていくことが課題であるといえよう。

　非定型抗精神病薬の薬理的な特徴として，従来型薬物のドーパミンD$_2$受容体拮抗作用に併せてセロトニン5-HT$_2$受容体に対する拮抗作用をもたせることで，陽性症状だけでなく陰性症状に対する効果を付与し，錐体外路症状を軽減する方向で開発されたのが，SDA (serotonin-dopamine antagonist)である。さらにドーパミンD$_2$受容体や5-HT$_2$受容体以外にも多くの神経伝達物質受容体に作用するという薬理特性をもつクロザピン[*]はMARTA (multi-acting receptor-targeted antipsychotics：多元受容体標的化抗精神病薬)と呼ばれ，オランザピンはこのクロザピン[*]と類似の構造式をもつ。

　オランザピンは，中脳辺縁系領域におけるドーパミンD$_2$受容体拮抗作用と辺縁系に投射するA10領域に選択的な自発活動性の抑制とグルタミン酸神経系への賦活化作用の関与などから陽性症状を抑制し，大脳皮質前頭前野においてはセロトニン5-HT$_{2A}$受容体拮抗のみならず5-HT$_{2C}$受容体を拮抗し，ドーパミン，ノルエピネフリンを遊離増加することで，陰性症状，認知機能障害に効果があるとされている。

　実際に非定型抗精神病薬の急性期症状への臨床効果は，従来薬と比較して，幻覚・妄想や焦燥状態に対して同等またはそれ以上の効果を有するとする報告がなされている。筆者の経験上，急性期での薬物選択においては剤型の豊富さは大きな鍵となり得，その点では定型抗精神病薬のほうに分

がある現状である。しかし，本症例のような急性期中等症ケースの場合は，経口での投与も十分かなうことから，非定型抗精神病薬の効果と安全性を期待して投与する機会が増えてきている。

　本症例においてオランザピンは，従来薬では改善し得なかった混乱，妄想，不穏，焦燥感や睡眠障害に対して，約2週間という短期間で効果を発現した。これにより併用薬を減量できると同時に，患者の生活リズムを改善し，日常生活の安定性が確保されるようになった。またオランザピン投与後は，経時的に患者の意欲に向上がみられ，一時期は便意すらわからないほどの混乱をきたしたにもかかわらず，酸化マグネシウムを「口の中がザラザラするから」と他の剤型に変更するよう要請できるほどにもなった。これまで障害されていた認知機能の改善を示す1例であると考える。

　従来薬ではなし得なかった効果が得られたことから，急性期中等症において，本症例のように強い混乱，睡眠障害を主体とした生活のリズムの変調などにより日常生活が大きく障害されている場合にも，有効な薬剤ではないかと考えている。

＊クロザピンは本邦未承認です。

オランザピン単剤への切り替えにより
認知機能の改善とともに社会復帰が可能となった1例

城東やすらぎセンター　医療法人十全会　十全病院　岡　敬

【症例】42歳，女性（再入院）
【診断名】統合失調症妄想型
【家族歴】両親はいとこ同士。父親は本人4歳時，脳出血で死亡。母親は本人26歳時，交通事故で死亡。三男は本人14歳児，脳腫瘍で死亡。他に精神科的疾患なし。
【病前性格】几帳面で明朗快活。素直で社交的，積極的。
【既往症】幼少時，高熱にてひきつけを起こすが詳細は不明。14歳時，虫垂炎にて切除術。
【生育歴】5人兄弟の長女として出生。小さい頃から兄たちに囲まれてソフトボールやサッカーなどで遊んでいた。中学入学直後は友人も多く，クラス委員長をしていたが，翌年より男子のいじめにあい，しばしば不登校がみられた。
【現病歴】X－11年春（中学3年），トイレのすべてのタイルに目がついているように見え，警察に追跡監視されているという被害関係妄想や妄想気分，食欲不振が出現。周囲が怖くなり自室に閉じこもるようになる。不登校を家族にしかられ，自殺を考え絶望感をいだき，5～7月，K病院に入院する。以後，翌年より4年間で計5回（当院2回含む）の入退院を繰り返した。

X－6年以降，精神状態も落ち着き，次兄夫妻宅に同居しながらパン屋や電子部品会社に勤務。服薬遵守は良好であった。

X年7月，断薬を契機に，家族の反対を押し切り，結婚相談所から紹介された文通相手のもとに行き，1週間の同棲後，突然裸で踊りだし，精神運動性興奮状態となり，地元警察をへて，当院に再入院。薬物療法再開により症状軽快後，I病院療養開放病棟に転院する。縫製会社や肉屋に外勤していた。病的体験は消失し，比較的落ち着いていたが，職場での対人関係に悩み，そのつど就業先を転々とし，何ごとも悲観的にとらえては被害的となり，暴言を吐き，病棟内では些細なことで逆上し，易怒的になったりした。そのことで自己嫌悪に陥り，時折，罪悪感や抑うつ気分，無気力感を認めた。外勤はやめたが，X＋12年から作業療法を開始した。

X＋17年4月，主治医交代を契機に退院についていろいろ考えるようになり，他患者の言動に立腹し，被害的となる。5月下旬，試験外出から戻る際，道に迷ってパニック状態となり，以後，不眠や被害的でまとまりのない言動，気分変動を認めたため，5月30日より，夜間を中心に，ゾテピン50mgの追加やハロペリドール1mg/日筋注を連日施行したが，著変はなく，他患者への迷惑行為が目立ち始め，開放病棟での管理が困難となったため，6月2日，当院に紹介されて再入院となる。ここまでの投薬内容は，ハロペリドール5mg，カルバマゼピン300mg，ビペリデン6mg，配合剤（塩酸クロルプロマジン25mg，塩酸プロメタジン12.5mg，フェノバルビタール40mg）1錠，ゾテピン50mgであった。
【再入院後経過】入院直後，神様とテレパシーで会話するといった幻聴や作為体験，非脈絡的で不特定多岐にわたる内容が連続的に生起する自生思

症　例：42歳，女性（再入院）
診断名：統合失調症（妄想型）

薬剤	入院	1週	2週	3週	4週	5週	6週	7週
オランザピン					10mg	15mg		
ハロペリドール	5mg	3mg		10mg/日筋注				
カルバマゼピン	300mg		150mg					
ビペリデン	6mg						3mg	1
リスペリドン	4mg	6mg	9mg		6mg	3mg		
ロラゼパム	3mg					2mg		1
臭化ジスチグミン				1.5mg				
塩酸クロルプロマジン25mg・塩酸プロメタジン12.5mg・フェノバルビタール40mg 配合剤	1T							
ゾテピン	50mg		100mg					
レボメプロマジン			10mg					
塩酸スルトプリド				600mg 800mg		400mg	200mg	

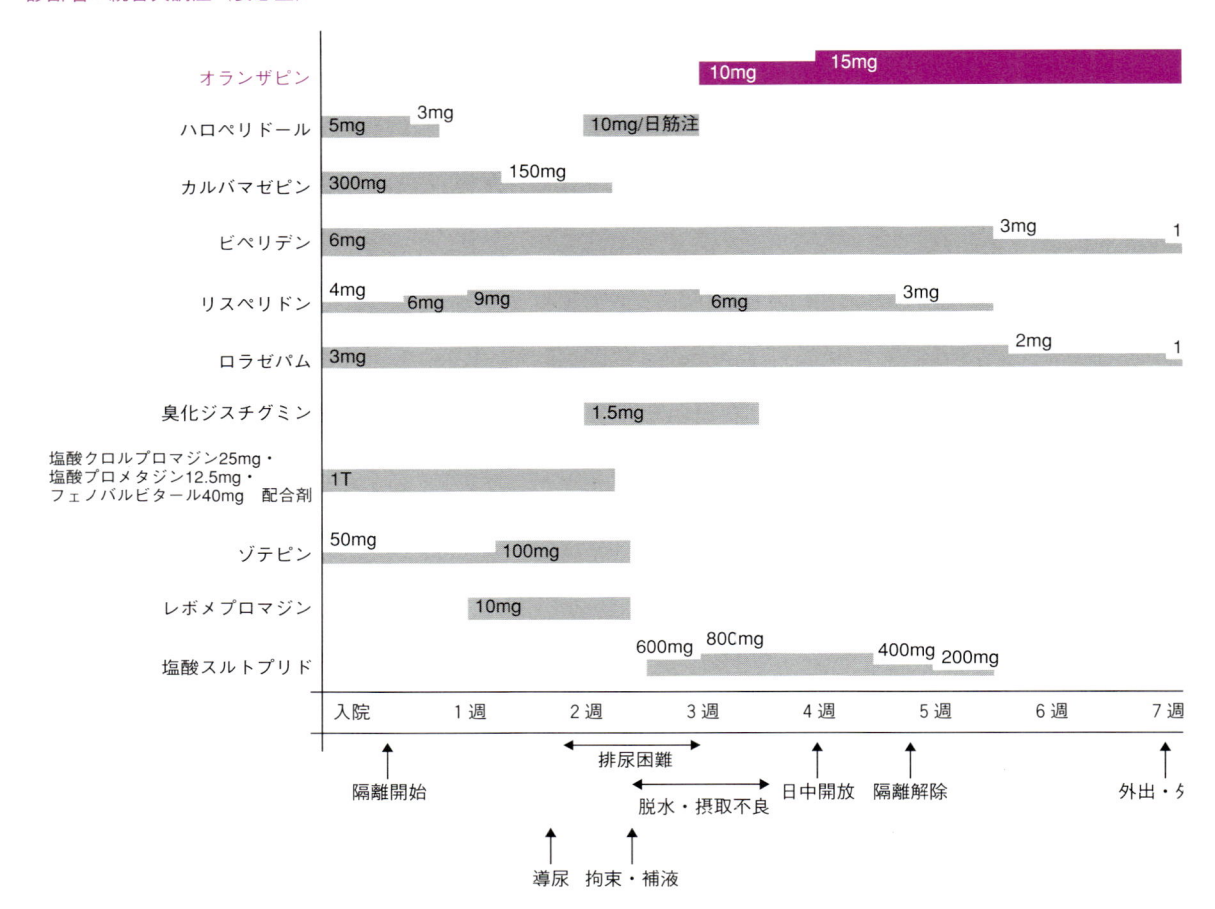

経過：排尿困難（2週～4週）／脱水・摂取不良（3週前後）
隔離開始／導尿／拘束・補液／日中開放／隔離解除／外出・〜

考，TV報道と自己を関連づける被害関係妄想や考想伝播，連合弛緩，児戯性爽快を認めた．リスペリドン液剤 4mLとロラゼパム3mgの併用を開始したが，夜間の緊張病性興奮や不眠，運動心拍，他患者への過干渉や怒声を認めたため，3日目より隔離施錠を開始する．

1週間までにリスペリドン液剤を9mLまで漸増し，以後，同剤を経口に切り替え，それに伴いハロペリドールとカルバマゼピンは各々1，2週間単位で漸減中止した．加えて，夜間鎮静に対し，レボメプロマジン10mgとゾテピン100mgの就前追加を行った．しかし，著効はなく，独語しながら室内を徘徊し，全裸になるなどの逸脱行為，奇矯な態度や奇異な動作，常同行為が目立ち，ハロペリドール10mg/日の筋注を2週目より開始し

た．同時期に排尿困難が出現．臭化ジスチグミンの追加と適時導尿を施行したが効果がないため，17日目に抗コリン作用の比較的強い薬剤は一部中止した．

また，持続する多動や興奮による脱水症状と筋肉挫傷を認め，加えて行為の一貫性がなく，食事の摂取も困難なため，ハロペリドール10mg静注を含む補液および身体拘束を開始した．同日夜間より，塩酸スルトプリド600mg併用，3日後に800mgに増量した．

3日後に排尿可能となり，幻聴を主体とする病的体験は減退しつつあったが，ベッド上での夜間不穏や興奮は消失せず，3週目よりハロペリドール10mg静注を中止し，オランザピン10mgを開始した．数日後，「頭の中がすっきりし，混乱が

なくなりました」と述べ，生活動作や食事摂取も可能となり，25日目には拘束を解除し，日中は開放とした。緊張病性の興奮は減退したが，夜間不眠や現実への不安を訴えるため，4週目にオランザピンを15mgに増量したところ，睡眠良好となり，病的体験も速やかに消失し，思考障害の軽減に伴い疎通性も良好となった。

以後，リスペリドンや塩酸スルトプリドを漸減中止し，続いてロラゼパムやビペリデンを各々1mgまで漸減し，すべて眠前1回投与とした。経時的な血糖値検査も特に問題なく，試験外出，外泊を繰り返した後，退院した。現在，グループホームに入所し，外勤を再開している。最終的にはオランザピン15mg単剤による置換が終了し，当院外来にて経過観察中である。精神状態も安定しており，新しい生活を心から楽しんでいる。

【神経心理検査成績】神経心理検査には，被検者に疲労をきたさず比較的短時間で終了できる課題を選んだ。実行機能課題として，以下のものを，オランザピン投薬直前とオランザピン単剤置換後の8週目に施行した。

① カード分けにより概念の形成や変換,柔軟性を調べるWisconsin Card Sorting Test（以下，WCST）
② 「て」「い」「し」の頭文字で始まる言葉を沢山列挙してもらう音素的課題Word Fluency Test（以下，WFT）
③ 語流暢性課題として，動物，物品名の列挙や鳥と色の名を交互にできるだけ多く列挙させる意味的課題Category Fluency Test（以下，CFT）
④ 単に数字のみ，数字とアルファベットを若いものから順にできるだけ早く交互に結んでいく視覚的情報処理や注意機能検査であるTrail Making Test（以下，TMT）AおよびB

WCSTでは，カテゴリー数が0から5と著明に改善，WFTが16から25，CFTが21から38，TMT Aが85秒から45秒，TMT Bが150秒から120秒と，いずれも著明な改善を示した（図1, 2）。

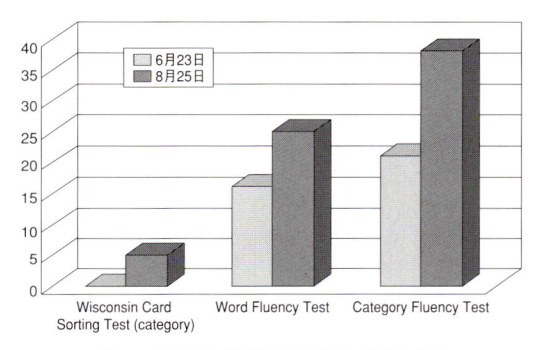

図1　神経心理検査成績の推移（1）

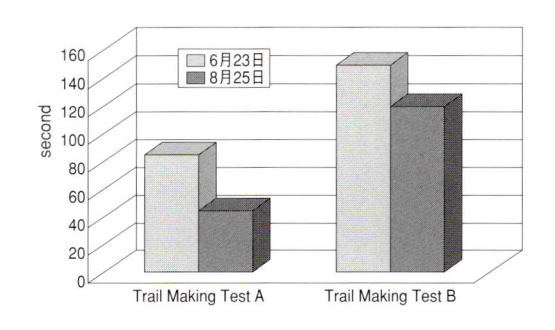

図2　神経心理検査成績の推移（2）

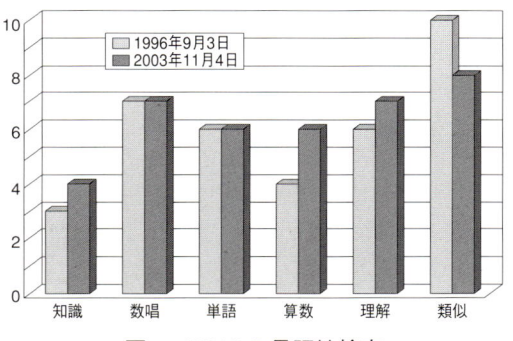

図3　WAIS-R 言語性検査

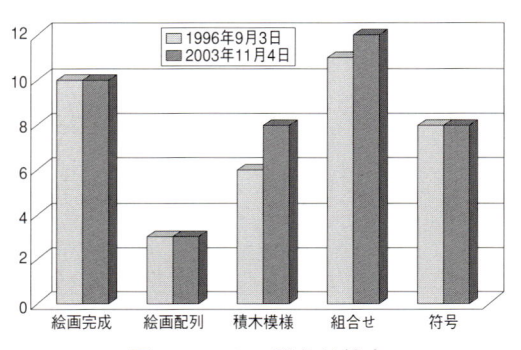

図4　WAIS-R 動作性検査

表1 WAIS-R 検査成績の推移

	1996年9月3日	⇨	2003年11月4日
言語性 IQ	74		77
動作性 IQ	83		87
全検査 IQ	75		79

　WAIS-R 検査成績の推移については、1回目は症状も比較的安定している X + 10 年（35歳時）に施行され、当時の内服薬はハロペリドール 5mg、カルバマゼピン 300mg、ビペリデン 6mg、就前に配合剤（塩酸クロルプロマジン 25mg、塩酸プロメタジン 12.5mg、フェノバルビタール 40mg）1錠であった。2回目はオランザピン服薬開始約17週間後（15mg 単剤）の X + 17 年 11 月である。前回と比較し、オランザピン単剤置換後の言語性、動作性および全検査の IQ は、すべて改善傾向を認めたが、著明な変化とは言いがたく、両検査ともに動作性 IQ のほうが高かった。また総合的な知的水準が 79 と境界レベルに相当するため、この要因と思考障害という要因が交絡している可能性やバイアスは考えられる（表1）。

　言語性下位検査では、臨機応変の言語化能力を必要としない「一般的知識」と「単語」が決して多いとはいえないが、オランザピン単剤置換後では、抽象的障害を示す類似を除き、いずれも同等か改善傾向を示した（図3）。

　言語性と比較して動作性下位検査では、位検査ごとの差異が非常に大きい。統合失調症では成績低下の報告の多い「絵画完成」が比較的高いのが目立つが、対して社会的関係や対人的に関わりのある場面を含んだ課題である「絵画配列」が低いのが特徴的である。オランザピン単剤置換後の全項目において、同等か改善傾向を示した（図4）。

【まとめと考察】ハロペリドールを主剤にした多剤低量薬物療法で長期間治療されてきたにもかかわらず、再発再入院を繰り返していた。今回の急性増悪に対し、入院当初、リスペリドン液剤を主剤に使用開始し、薬物調整を行ったが、速やかな改善は得られず、この間、興奮や多動による脱水や外傷および排尿困難を併発し、一時は電気痙攣療法を検討した。しかし、第3週目からオランザピンに切り替えたところ、比較的速やかな陽性症状と興奮の軽減消失が得られ、以後、同剤 15mg 単剤への切り替えが比較的容易に行えた。

　オランザピン単剤に切り替えたことにより、神経心理検査成績の結果から、注意機能や遂行機能および言語流暢性などの認知機能の改善が得られ、グループホームでの生活を始めながら、あきらめていた就業も可能となり、社会復帰に大きな影響を及ぼした。

　一般にオランザピンの認知機能の改善は、5-HT_{2A} 受容体拮抗作用や D_2 受容体への緩やかな結合と中脳辺縁系への選択性による錐体外路症状の軽減に加え、D_4 受容体やムスカリン受容体拮抗作用、さらに 5-HT_{2C} 受容体遮断により前頭前野および辺縁系でのドーパミンやノルアドレナリン、アセチルコリンの遊離を増加させ、前頭葉機能低下や興奮性グルタミン酸神経系の伝達障害を回復させるという薬理学的特徴が基盤にある。さらに非選択的であるが、認知機能と関連が深いとされる前頭前野の D_1 および D_2 受容体遮断が相対的低レベルにとどまるため、作業記憶や WCST に代表される遂行機能の改善が期待できる。認知機能の結果に関しては、近年報告されている Purdon や Harvey、Keef らの知見を支持するものであるが、今回、1回目の検査はいずれも併用薬剤を含んでおり、それらの薬剤による認知機能への影響は避けられないし、2回目検査の陰性症状も含めた臨床症状の改善や錐体外路系副作用の軽減による影響も考えられる。加えて、WAIS-R 以外は幻聴や思考障害が著明である時期に行われたため、その被検者の姿勢から、時間制限のある検査はすべて悪影響が及ぼされていることは十分に予想される。よって、これらの報告との単純な比較は難しい。また、これらの改善効果が即、心理社会的機能や quality of life の改善につながるとはいいがたく、改善が得られなかった他の認知機能も含め、今後さらに長期間に及ぶ経時的な評

価やよくデザイン（無作為，DBT）された研究報告の蓄積が待たれる。

　本症例は，思春期初期の対人関係を構築する時期での発症であり，それゆえ，若年時代からの再入院や長期入院により，社会的関係や対人的関わり，通常のストレス処理が困難であった。加えて，さまざまな家族成員の死や就職・転職に伴うストレス，異性問題，主治医交代というライフイベントの存在が症状増悪の契機にあった。統合失調症の再発に大きな影響を与える心理社会的要因にライフイベントが重要であるが，今後，再発防止のためにも比較的再燃率が低いと報告される非定型抗精神病薬による薬物療法とともに，長期的視野に立った心理社会的介入が重要であると思われる。

23 統合失調症の急性増悪にオランザピンが有効であった1例

静岡県立こころの医療センター　宮内利郎

【症例】53歳，男性
【診断名】統合失調症（妄想型）
【家族歴】長兄が統合失調症であったが，敗血症で死亡。
【生活歴】同胞4名（男3名，女1名）の末子として出生。両親に溺愛されて育った。思考に柔軟性がなく，一方的な行動が目立ったが，内向的，真面目で，成績も優秀であった。大学卒業後，会計士を目指して専門学校に進むも，突然小さなスーパーに就職。2年で退職し，魚屋を営んでいる。
【現病歴】29歳のとき，「お腹に老子が入っている。苦しがっている」，「預言者の教えを守らなければいけない」などの異常な言動や，「仕事先の女性が好きだと言っている」とストーカー行為を繰り返し，精神病院に第1回目の入院。32歳時，海外でラーメン屋を営んでいたが，霊の命令でハイウェイを歩行し警察に保護される。強制送還され，第2回目の入院。以後も幻覚妄想状態となり，器物破損をするなどで，4回の入退院を繰り返している。

X－5年以降は服薬遵守し病状も安定していたが，X－1年7月，突然A国に渡り生活する。X年1月，滑走路に車を乗り入れ逮捕される。裁判後，日本での治療を勧められ，強制送還。2月，幻聴，興奮が著しい治療困難例として，当センターに搬送され入院となった。
【入院時所見】落ち着きなく，硬い表情で「私は見てのとおり問題ありません」と病識は全く欠如し，治療を拒否。「レストラン経営の話がありますから，家内（A国で結婚したという大会社社長の令嬢）と送信してもいいですか」と目を閉じる。「今，家内から先生に連絡がきませんでしたか」と幻覚，妄想が顕著であった。
【治療経過】入院後，定型抗精神病薬であるハロペリドール，マレイン酸フルフェナジンを始め，非定型抗精神病薬のリスペリドン，フマル酸クエチアピンなどを単剤あるいは併用した。高用量使用するも全く効果がなく，他の患者に「四次元」の講義をしたり，幻覚，妄想に左右され，毎日出口に荷物をまとめて待機する状況が続いた。

X＋2年4月，院内売店への途中，付き添いの看護師の手を払い，無断離院。保護者宅に迎えにいくも，「四次元の世界がわからないのですか」，「宇宙とも神とも世界の誰とも交信できます」，「私には入院の必要がないと言っています」と興奮し，帰院を拒否。帰院後も「あと1分でロンドンから家内が来るので退院します」と幻覚や妄想が活発であった。

定型抗精神病薬（ハロペリドール換算にて36mg/日）に加え，カルバマゼピン400mg/日を使用したが効果がないため，X＋2年8月よりオランザピン10mgを開始。2週後に「電波が遠のいたので，先ほど家内の名前を間違って言いました。○○ではなく△△です」と幻聴に変化がみられたため，オランザピンを15mgに増量。4週後，幻聴に左右された行動が全く認められなくなり，保護者の姉からは「以前は全く連絡がなかったのに，最近頻回に連絡してきます。何かあったので

症　例：53歳，男性
診断名：統合失調症（妄想型）

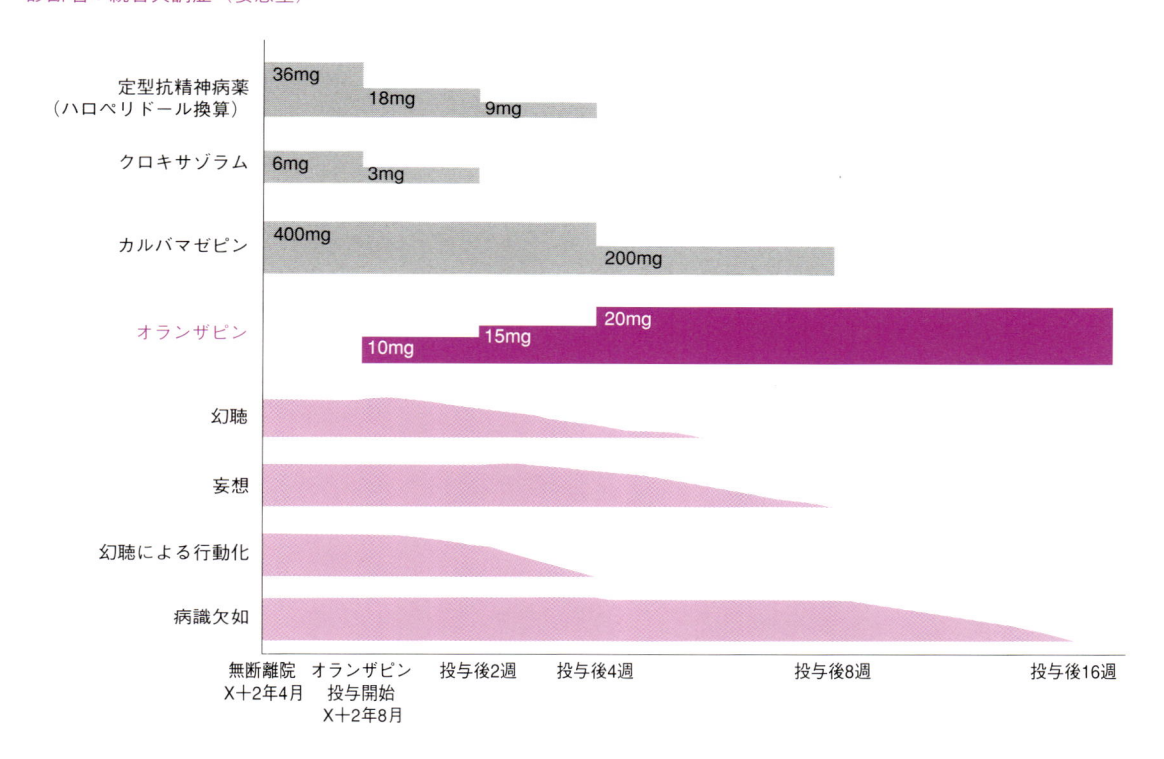

薬剤	X+2年4月 無断離院	X+2年8月 オランザピン投与開始	投与後2週	投与後4週	投与後8週	投与後16週
定型抗精神病薬（ハロペリドール換算）	36mg	18mg	9mg			
クロキサゾラム	6mg	3mg				
カルバマゼピン	400mg			200mg		
オランザピン		10mg	15mg	20mg		

症状経過：幻聴、妄想、幻聴による行動化、病識欠如はオランザピン投与開始後、徐々に軽減。

すか」と驚きの連絡が入った。本人は「連絡がとれないので，レストランの経営がどうなっているか知りたくて…。妄想ではありませんよ，事実ですから」，「A国に行けますよ。強制送還されても，A国の首相が認めていますから」と幻聴は軽減したが妄想的言動が続くため，オランザピンを20mgに増量。8週後，「A国で結婚した女性がいると思うのですが」と妄想に対しても半信半疑となったが，「テレパシーは病気のためではない」と否定。16週後，恥ずかしそうに「家内のことは勘違いでした。何か夢をみていたようです」と病識も出現。現在，保護者と退院を調整中である。

【考察】本例は，発症直後の急性期というより慢性期の急性増悪による幻覚妄想状態が遷延し，意欲低下や感情鈍麻などの陰性症状が目立たなかった妄想型統合失調症である。遷延した理由として，抗精神病薬の選択性にも関係するが，高用量の定型抗精神病薬やオランザピン以外の非定型抗精神病薬を十分な期間投与したが全く効を奏さない治療抵抗性であったことが大きな要因といえよう。

再発を繰り返す治療困難患者を受けざるを得ない当センターでは，本例のような患者を対象にオランザピンへのスイッチングを試みているが，かなりの成功率を得ている。健康成人における本剤の臨床効果は28.5時間，1週間以内に定常状態に達するとされているが，本例の臨床効果は，投与2週後より効果が認められ，16週目に病識が出現している。このように，治療抵抗性の患者であり，激しい症状をもつ慢性期の急性増悪に対しては，十分な観察期間をもつことが重要であると思われる。

オランザピン急性期の報告──ひとりひとりの治療ゴールへ

2004年6月7日　初版第1刷発行

編　者　上　島　国　利
発行者　石　澤　雄　司
発行所　㈱星　和　書　店
　　　　東京都杉並区上高井戸1·2·5　〒168-0074
　　　　電話　03（3329）0031（営業部）／03（3329）0033（編集部）
　　　　FAX　03（5374）7186

© 2004　星和書店　　　　　　　Printed in Japan　　　　　　　ISBN4-7911-0542-7